石榴皮多酚
抑菌活性研究及应用

徐云凤 著

化学工业出版社

·北京·

图书在版编目（CIP）数据

石榴皮多酚抑菌活性研究及应用 / 徐云凤著.
北京：化学工业出版社，2025. 5. -- ISBN 978-7-122-47617-3

Ⅰ．R282.71

中国国家版本馆CIP数据核字第2025EK4542号

责任编辑：邵桂林　曹家鸿
责任校对：赵懿桐　　　　　　　　装帧设计：韩　飞

出版发行：化学工业出版社
　　　　　（北京市东城区青年湖南街13号　邮政编码100011）
印　　装：北京云浩印刷有限责任公司
850mm×1168mm　1/32　印张 5½　字数 90千字
2025年6月北京第1版第1次印刷

购书咨询：010-64518888　　　　　　售后服务：010-64518899
网　　址：http://www.cip.com.cn
凡购买本书，如有缺损质量问题，本社销售中心负责调换。

定　　价：49.80元　　　　　　　　　　　　　版权所有　违者必究

前 言

石榴是一种药食两用的植物资源，不仅具有丰富的营养价值，而且还具有多种医疗保健功效。石榴皮为石榴加工产业的副产物，因其富含多酚类物质，在食品、医药等领域显示出了极大的应用潜力。安石榴苷是石榴皮多酚的主要成分之一，具有抗氧化、抗癌、抗炎症、抗病毒等生物活性，并且对多种食源性致病菌具有抑制作用。

金黄色葡萄球菌是一种常见的致病菌，经常污染食物，给人类健康带来很大的危害。合成防腐剂已经在食品中应用了很多年，然而一些防腐剂对人类健康的影响时常会受到质疑。近年来，随着消费者对天然食品的需求的增加，天然抑菌剂（尤其是植物源抑菌化合物）得到了广泛的关注。探索安全、有效的抗菌物质对于预防和控制金黄色葡萄球菌等有害微生物的污染具有十分重要的意义。

笔者近年来主要从事天然产物的抑菌作用研究，通过本书总结了阶段性研究成果，供国内外同行交流学习。

本书内容包括七个部分：概述，石榴皮多酚的提取、纯化及抑菌活性初探，安石榴苷对金黄色葡萄球菌细胞膜完整性及细胞形态的影响，安石榴苷对金黄色葡萄球菌毒力因子表达的影响，亚致死浓度下安石榴苷对金黄色葡萄球菌生物膜形成的影响，亚致死浓度下安石榴苷对金黄色葡萄球菌蛋白组表达的影响，石榴皮多酚的应用。书中阐明了一种石榴皮多酚的分离纯化方法，确证了安石榴苷对金黄色葡萄球菌的抑制效果，从菌体超微结构、毒力因子表达、生物膜形成和蛋白质组学的角度阐明安石榴苷的作用机理，为石榴皮多酚的开发利用奠定了理论基础。

  本书介绍的内容多属于笔者近年来的研究成果，由于水平有限，如有不当之处恳请读者或同行专家批评指正。

著 者
2025 年 2 月

目 录

第1章 概述 —————————————— 1

1.1 石榴资源概况 …………………………… 1
1.2 石榴皮的生物活性成分 ………………… 2
1.3 石榴皮多酚的生物活性作用 …………… 4
    1.3.1 抗氧化作用 ………………………… 4
    1.3.2 抑菌作用 …………………………… 5
    1.3.3 抗病毒作用 ………………………… 6
    1.3.4 心血管保护作用 …………………… 6
    1.3.5 抗炎作用 …………………………… 7
    1.3.6 抗肿瘤作用 ………………………… 7
1.4 石榴皮多酚的提取方法 ………………… 8
    1.4.1 溶剂萃取法 ………………………… 8
    1.4.2 超声波辅助提取法 ………………… 8
    1.4.3 微波辅助提取法 …………………… 9
    1.4.4 超临界流体萃取法 ………………… 10
1.5 石榴皮多酚的安全性 …………………… 10
参考文献 ………………………………………… 11

第 2 章 石榴皮多酚的提取、纯化及抑菌活性初探 —— 16

- 2.1 引言 ·································· 16
- 2.2 材料与方法 ·························· 18
  - 2.2.1 试剂与仪器 ······················ 18
  - 2.2.2 石榴皮单宁的提取 ················ 20
  - 2.2.3 石榴皮单宁的纯化 ················ 20
  - 2.2.4 高效液相色谱分析 ················ 21
  - 2.2.5 抑菌效果研究 ···················· 22
- 2.3 结果与分析 ·························· 23
  - 2.3.1 液相色谱检测石榴皮提取物的成分及含量 ·························· 23
  - 2.3.2 抑菌效果评价 ···················· 25
- 2.4 小结 ································ 27
- 参考文献 ·································· 28

第 3 章 安石榴苷对金黄色葡萄球菌细胞膜完整性及细胞形态的影响 —— 31

- 3.1 引言 ·································· 31
- 3.2 材料与方法 ·························· 32
  - 3.2.1 试剂与仪器 ······················ 32
  - 3.2.2 最小抑菌浓度的测定 ·············· 35
  - 3.2.3 生长曲线的测定 ·················· 36

3.2.4　膜电位的测定 ·· 37
　　　3.2.5　钾离子流出的测定 ·· 37
　　　3.2.6　扫描电子显微镜观察 ···································· 38
　　　3.2.7　透射电子显微镜观察 ···································· 38
　3.3　结果与分析 ·· 40
　　　3.3.1　最小抑菌浓度 ·· 40
　　　3.3.2　安石榴苷对细菌生长的影响 ························ 40
　　　3.3.3　安石榴苷对膜电位的影响 ···························· 41
　　　3.3.4　安石榴苷对钾离子流出的影响 ···················· 42
　　　3.3.5　扫描电子显微镜图谱 ···································· 43
　　　3.3.6　透射电子显微镜图谱 ···································· 44
　3.4　小结 ·· 45
　参考文献 ·· 47

第 4 章　安石榴苷对金黄色葡萄球菌毒力因子表达的影响　　51

　4.1　引言 ·· 51
　4.2　材料与方法 ·· 54
　　　4.2.1　试剂与仪器 ·· 54
　　　4.2.2　菌种活化及菌悬液制备 ································ 56
　　　4.2.3　菌落计数 ·· 56
　　　4.2.4　溶血活性的测定 ·· 57
　　　4.2.5　凝固酶效价的测定 ·· 58
　　　4.2.6　总肠毒素的检测 ·· 58

  4.2.7 qRT-PCR ·················· 59
4.3 结果与分析 ····················· 63
  4.3.1 安石榴苷对细菌生长的影响 ········· 63
  4.3.2 安石榴苷对金黄色葡萄球菌溶血活
     性的影响 ················· 64
  4.3.3 安石榴苷对金黄色葡萄球菌凝固酶
     表达的影响 ················ 65
  4.3.4 安石榴苷对金黄色葡萄球菌总肠毒
     素表达的影响 ··············· 65
  4.3.5 安石榴苷对金黄色葡萄球菌毒力基
     因表达的影响 ··············· 66
4.4 小结 ························ 71
参考文献 ·························· 72

第 5 章 亚致死浓度下安石榴苷对金黄色葡萄球菌生物膜形成的影响 —— 75

5.1 引言 ························ 75
5.2 材料与方法 ····················· 80
  5.2.1 试剂与仪器 ················ 80
  5.2.2 菌种活化及菌悬液制备 ··········· 83
  5.2.3 亚抑菌浓度下生长曲线的测定 ········ 83
  5.2.4 结晶紫染色法检测安石榴苷对生物
     膜形成的影响 ··············· 84
  5.2.5 MTT 染色法检测安石榴苷对生物膜

   代谢的影响 ·················· 85
  5.2.6 生物膜中活菌的计数 ·········· 85
  5.2.7 扫描电镜观察生物膜的形态 ········· 85
  5.2.8 激光共聚焦显微镜观察生物膜的
   形态 ···················· 86
  5.2.9 细菌表面疏水率测定 ············ 87
  5.2.10 qRT-PCR ················ 87
 5.3 结果与分析 ·················· 91
  5.3.1 亚抑菌浓度的安石榴苷对细菌
   生长的影响 ················ 91
  5.3.2 结晶紫染色法反映的抗生物膜效果 ····· 92
  5.3.3 MTT染色法显示的抗生物膜效果 ····· 94
  5.3.4 生物膜中活菌的数量 ············ 94
  5.3.5 扫描电镜观察安石榴苷对金黄色葡
   萄球菌生物膜的影响 ············ 96
  5.3.6 激光共聚焦显微镜观察安石榴苷对
   金黄色葡萄球菌生物膜的影响 ······· 97
  5.3.7 安石榴苷对金黄色葡萄球菌表面疏
   水率的影响 ················ 98
  5.3.8 安石榴苷对金黄色葡萄球菌生物膜
   相关基因转录水平的影响 ·········· 99
 5.4 小结 ····················· 102
参考文献 ······················· 104

第 6 章 亚致死浓度下安石榴苷对金黄色葡萄球菌蛋白组表达的影响 —————— 108

- 6.1 引言 ·· 108
- 6.2 材料与方法 ·· 114
  - 6.2.1 试剂与仪器 ································ 114
  - 6.2.2 蛋白质的提取与定量 ·················· 116
  - 6.2.3 聚丙烯酰胺凝胶电泳 ·················· 118
  - 6.2.4 蛋白质的消化 ···························· 118
  - 6.2.5 多肽的脱盐纯化与定量 ·············· 119
  - 6.2.6 多肽的标记 ································ 119
  - 6.2.7 液相色谱-质谱联用分析 ············ 122
  - 6.2.8 蛋白质鉴定及数据库查询 ·········· 123
  - 6.2.9 生物信息学分析 ························ 124
- 6.3 结果与分析 ·· 125
  - 6.3.1 安石榴苷对金黄色葡萄球菌生长的抑制作用 ·································· 125
  - 6.3.2 聚丙烯酰胺凝胶电泳图谱分析 ··· 126
  - 6.3.3 蛋白质定量与聚类分析 ·············· 127
  - 6.3.4 蛋白质的细胞定位 ····················· 128
  - 6.3.5 表达量显著降低的蛋白 ·············· 128
  - 6.3.6 表达量显著增加的蛋白 ·············· 137
  - 6.3.7 安石榴苷对金黄色葡萄球菌代谢通路的影响 ·································· 140
  - 6.3.8 蛋白相互作用分析 ····················· 146

6.4 小结 …………………………………………………… 148

参考文献 …………………………………………………… 154

第 7 章　石榴皮多酚的应用 ——————— 157

7.1 在食品防腐保鲜领域的应用………………………… 157

7.2 在其他领域的应用 …………………………………… 159

参考文献 …………………………………………………… 161

第1章
概 述

1.1 石榴资源概况

石榴（*Punica Granatum* Linne）别名安石榴、丹若等，为石榴属植物，原产于中亚地区，距今已有5000多年的栽培历史，现主要分布于全球温带和亚热带地区，主产国包括伊朗、印度、中国、美国、土耳其、西班牙、突尼斯等。据西晋《博物志》记载，我国的石榴为西汉时期著名使者张骞出使西域时所引进。目前，我国的石榴资源十分丰富，种类众多，主要分布于新疆、陕西、山东、安徽、四川、云南等地[1]，种植面积和市场消耗位居全球前列，是国内重点发展的水果之一。

石榴皮约占果实总重量的20%～30%[2]，我国食品工业生产主要利用石榴果实，仅少量石榴皮被晾干入药，其余大部分作为食物垃圾丢弃。石榴皮的应用市场尚未开拓，若对其施加合理利用，将提高石榴的附加值,并产生巨大的经济效益与环境效益。

1.2 石榴皮的生物活性成分

石榴皮因含有多种生物活性成分,在食品、医药等领域体现出极高的应用价值。在《名医别录》《本草纲目》《滇南本草》等药学著作中均有关于其药用价值的记载[3]。在民间,石榴皮常被用于治疗痢疾、腹泻、溃疡、酸中毒、出血、寄生虫感染等疾病。《中华人民共和国药典》记载,石榴皮性酸、温、涩,具有涩肠止泻、止血和驱虫等作用[4]。

石榴皮富含的生物活性化合物主要包括鞣质类、黄酮类、生物碱和有机酸等。鞣质亦称单宁,一般分为水解鞣质、缩合鞣质和复合鞣质3种。石榴皮中的鞣质类化合物含量较高,以水解鞣质为主,其成分包括安石榴林、安石榴苷、没食子酸、石榴皮亭A、石榴皮亭B、鞣云实精、没食子酰双内酯、木麻黄宁、英国栎鞣花酸、特里马素Ⅰ、鞣花酸、二鞣花酸鼠李糖基(1→4)吡喃葡萄糖苷、2,3-(S)-六羟基联苯二甲酰基-D-葡萄糖等[5](图1-1)。黄酮类物质为色原酮或色原烷的衍生物,其以C6-C3-C6结构为基本母核。石榴皮中的黄酮类成分主要为花青素,包括天竺葵素、飞燕草素、矢车菊素及其衍生物,此外,还有黄烷醇类化合物(如儿茶素、表儿茶素)和黄酮醇类化合物（如槲皮素）等[6]。生物碱是存在于自然界中的一类含氮的碱性有机化合物。石榴皮中的生物碱主要为哌啶类化合物，包括石榴碱、N-甲基石榴碱、N-乙酰石榴碱、伪石榴碱、2-($2'$-羟丙基)-$\Delta 1$-哌啶等[7]。有机酸类成分在石榴果汁中含量较高，石榴皮中也有部分有机酸存在，如熊果酸、齐墩果酸[8]。石榴皮中还含有丰富的氨基酸，其中以谷氨酸含量最高，其次是天冬氨酸[9]。此外，石榴皮还含有矿物质，如K、Ca、P、Mg和Na等[10]。

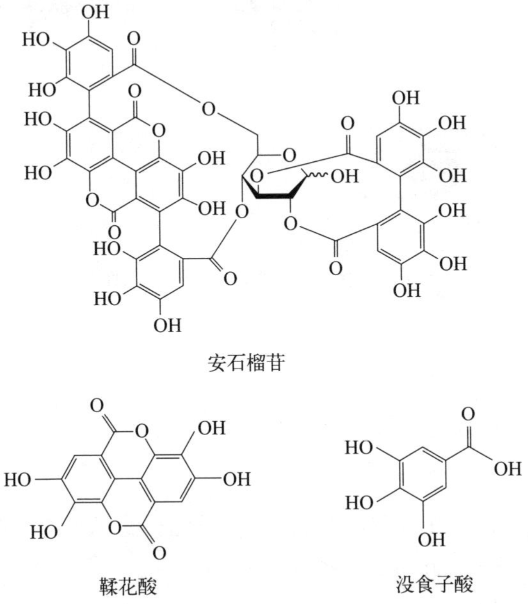

安石榴苷

鞣花酸

没食子酸

图1-1 几种石榴皮多酚的化学结构

1.3 石榴皮多酚的生物活性作用

石榴皮多酚具有多种生物活性作用（图 1-2）。

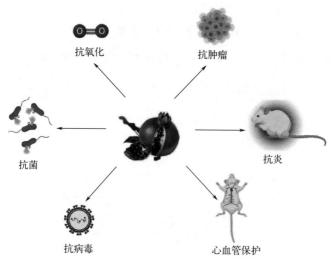

图 1-2　石榴皮多酚的生物活性作用

1.3.1 抗氧化作用

安石榴苷的结构中存在多个酚羟基，它是石榴皮多酚中起抗氧化作用的主要成分之一。通过体外抗氧化研究发现，安石榴苷对超氧阴离子自由基、DPPH

自由基、ABTS自由基以及H_2O_2等具有较强的清除能力[11]。此外,安石榴苷能有效地抑制体外金属离子诱导的脂质过氧化[12]。Xu等[13]采用胞内抗氧化实验证明,安石榴苷可以通过PI3K/Akt通路,诱导Nrf2的易位和HO-1的表达,保护大鼠肠道上皮细胞免受氧化压力的损伤。Pathakoti等[14]建立HT22细胞模型,通过观察发现安石榴苷能够改变细胞代谢通路,保护细胞免受谷氨酸诱导的氧化毒性的损伤。

1.3.2 抑菌作用

Taguri等[15]研究表明,安石榴苷具有抑制多种食源性致病菌(如大肠杆菌、沙门菌、金黄色葡萄球菌和弧菌属)的能力,其最小抑菌浓度范围为45~3200μg/mL。Li等[16]表明安石榴苷对沙门菌具有抑制作用,最小抑菌浓度范围是0.25~1mg/mL,在亚抑菌浓度下安石榴苷能够抑制毒力因子的表达和具有抗群体感应的功能。

另外,石榴皮多酚对真菌也表现出较强的抑制作用。Endo等[17]研究发现,石榴皮提取物能够抑制念珠菌属的生长,进一步研究表明起抑制作用的活性成分为安石榴苷。Glazer等[18]则报道了石榴皮水提物对腐败真菌(如链格孢霉、匍柄霉、镰刀菌属等)的生长具有明显的抑制作用,其抗菌活性的强弱与提取物中总多酚类化合物的含量密切相关,安石榴苷为其中发挥抗菌作用的最主要的鞣质类成分。

1.3.3 抗病毒作用

安石榴苷具有广谱的抗病毒作用,能够干扰巨细胞病毒、丙型肝炎病毒、革登病毒、麻疹病毒和呼吸道合胞病毒等对细胞的黏附和侵入,以及在细胞间的传播[19]。Yang等[20]通过体外和体内实验证明,安石榴苷能够降低人肠病毒71对细胞的病理效应,被病毒侵染的小鼠的死亡率明显降低,并且发现感染小鼠的临床症状明显减轻。Liu等[21]报道了安石榴苷可以通过抑制共价闭合环状DNA的形成,对乙型肝炎病毒发挥抑制。

1.3.4 心血管保护作用

石榴皮的水醇提取物(250mg/kg)对自发性高血压去卵巢4周雌性SHR大鼠的具有心脏保护活性。卵巢切除术促进了超氧化物阴离子水平的升高,提取物处理能够防止升高并减少氧化应激。此外,提取物处理防止了血浆亚硝酸盐的减少。总之,石榴皮水醇提取物增强内皮依赖性冠状动脉舒张,改善心血管参数[22]。梁俊等[23]发现石榴皮多酚能减少脂肪变性肝细胞内脂滴的积累,抑制HMG-CoA还原酶的活性,发挥降低肝细胞内总胆固醇的含量的作用。

1.3.5 抗炎作用

在脂多糖诱导的巨噬细胞炎症反应过程中，安石榴苷对一氧化氮、前列腺素、白介素和肿瘤坏死因子的分泌具有一定的抑制作用，并通过抑制 MAPK 通路和 NF-κB 通路从而发挥抗炎症作用[24]。Jean-Gilles 等[25]等通过体外和体内实验发现安石榴苷能够抑制胶原酶 MMP-13 对 Ⅱ 型胶原蛋白的降解，从而减少关节中软骨结构的损伤，具有防止关节炎的功效。Lee 等[26]发现安石榴苷对乙醇诱导的大鼠胃黏膜损伤有保护作用，并采用细胞实验的方法证明了安石榴苷能够抑制多种炎症因子的表达。

1.3.6 抗肿瘤作用

Seeram 等[27]报道了安石榴苷能够抑制口腔癌、结肠癌和前列腺癌细胞的增殖，并且可以诱导结肠癌细胞发生凋亡。安石榴苷对肺癌、乳腺癌、子宫颈癌细胞也具有抗增殖作用[11]。Wang 等[28]证明了安石榴苷可以诱导胶质瘤细胞的凋亡和自噬。研究表明，安石榴苷通过抑制 AKT 信号通路[29]或通过线粒体途径[30]抑制癌细胞增殖和促进癌细胞凋亡，从而发挥抗癌症作用。

1.4 石榴皮多酚的提取方法

石榴皮多酚提取的常用方法有溶剂萃取法、超声波辅助提取法、微波辅助提取法、超临界流体萃取法等。

1.4.1 溶剂萃取法

溶剂萃取法利用活性成分在不同溶剂中的溶解度不同而实现分离。该方法操作简单,实验材料易寻,能保证提取物性质的稳定,缺点是有机溶剂毒性大、消耗多,且只适用于小规模实验[31]。吴琳等[32]优化了石榴皮多酚溶剂萃取工艺,确定最佳提取条件为石榴皮粉过60目筛、料液比1∶20、乙醇浓度20%,并在50℃下提取2h,多酚得率可达23.27%。

1.4.2 超声波辅助提取法

超声波辅助提取法利用高频振动使细胞破碎,加快活性物质流出。该法提取时间短、提取率高、可防止高温使萃取物变性,缺点是所得物纯度不高,但实际生产中,常与其他工艺相结合以弥补此缺陷。邓永等[33]使用超声波辅助溶剂萃取的方法,在料液比1∶60(g∶mL)、超声功率400W、超声时间25min

的条件下,使石榴皮多酚的提取率达39.30mg/g没食子酸当量,高于传统溶剂萃取法,且在超声辅助下,以水作溶剂的多酚提取率要高于甲醇等有机溶剂。张艳霞等[34]采用响应面分析法,确定了超声辅助双水相提取石榴皮多酚的最佳工艺参数为料液比1∶37、超声时间32min、超声温度40℃、硫酸铵用量0.36g/mL,多酚提取率为10.63%,与模型预测值10.71%基本吻合。Nag等[35]结合响应面法使酶法超声助提得到优化,以超声时间41.45min、酶浓度1.32%(体积分数)、孵育时间1.82h、孵育温度44.85℃为参数,使石榴皮多酚提取量达到19.77mg/g没食子酸当量,其中总黄酮提取量可达17.97mg/g槲皮素当量。

1.4.3 微波辅助提取法

微波辅助提取法是利用高频率电磁波穿越介质直达物料细胞内部,细胞吸收能量膨胀破裂,使含有效成分的内容物流出。微波提取法被誉为绿色工艺,其特点是无污染、成本低、萃取率高。陶明等[36]通过实验得出,微波辅助提取石榴皮多酚的最佳工艺参数为乙醇浓度60%、料液比1∶25、微波功率300W、提取时间2min,此时多酚提取率为23.73%,将三种方法的提取效果进行对比后发现,微波辅助提取法>超声波辅助提取法>乙醇直接提取法。Kaderides等[37]

优化了石榴皮多酚微波提取工艺，使提取效率是传统提取方法的60倍以上，实验证明最佳提取工艺为50%乙醇水溶液作为溶剂、料液比1∶60、功率600W；扫描电镜分析发现微波处理后，石榴皮细胞被严重破坏，因而此法提取多酚时间短、纯度高。

1.4.4　超临界流体萃取法

CO_2因其黏度低、密度高的特性常被作为超临界流体萃取剂，能将混合物中的待萃取物分离出来，其优点为效率高、无残留、保证萃取物性质稳定[38]。颜雪琴等[39]优化了超临界CO_2萃取法，以65%的乙醇为夹带剂、提取时间58min，CO_2流速为5L/h、料液比1∶1.3，使原花青素的提取率达到3.40%。Mushtaq等[40]提出一种酶辅超临界流体萃取技术，石榴皮用酶预处理后，使用超临界CO_2和乙醇作为共溶剂萃取多酚，能使香草酸、丁香酸、阿魏酸的提取量分别达到108.36μg/g、88.24μg/g、75.19μg/g。

1.5　石榴皮多酚的安全性

Patel等[41]通过急性和亚急性毒性实验对石榴果实提取物（含30%的安石榴苷）的安全性进行了评价。口服提取物对大鼠和小鼠的半数致死浓度均大于

5g/kg体重；亚急性实验表明给大鼠连续90天每天灌入多达600mg/kg体重的提取物，大鼠在临床观察、体重、饮食饮水量、尿常规、血常规、血生化和器官重量等方面没有发生明显变化，初步证实石榴皮多酚是安全无毒的天然物质。

参考文献

[1] 谢莉，田莉. 石榴抗肿瘤有效成分的研究进展 [J]. 中国实验方剂学杂志，2016，22（2）：211-215.

[2] 李建科，李国秀，赵艳红，等. 石榴皮多酚组成分析及其抗氧化活性 [J]. 中国农业科学，2009，42（11）：4 035-4 041.

[3] 张晶，李论，张梅，等. 石榴化学成分及药理活性研究进展 [J]. 中国药科大学学报，2023，54（4）：421-430.

[4] 国家药典委员会. 中华人民共和国药典：2015年版. 一部 [M]. 北京：中国医药科技出版社，2015：93.

[5] Satomi H，Umemura K，Ueno A，et al. Carbonic anhydrase inhibitors from the pericarps of *Punica granatum* L [J]. Biological and Pharmaceutical Bulletin，1993，16（8）：787-790.

[6] Singh B，Singh J P，Kaur A，et al. Phenolic compounds as beneficial phytochemicals in pomegranate (*Punica granatum* L.) peel：A review [J]. Food Chemistry，2018，261：75-86.

[7] 王如峰，向兰，杜力军，等. 石榴的化学成分 [J]. 亚太传统医药，2006（3）：61-70.

[8] 热娜·卡斯木，帕丽达·阿不力孜，张笑颖，等. 新疆石榴皮化学成分研究 [J]. 中药材，2009，32（3）：363-365.

[9] 刘家富, 周家齐. 云南蒙自石榴主要成分分析 [J]. 云南农业科技, 1995 (6): 17-18.

[10] Mirdehghan S H, Rahemi M. Seasonal changes of mineral nutrients and phenolics in pomegranate (*Punica granatum* L.) fruit [J]. Scientia Horticulturae, 2007, 111 (2): 120-127.

[11] Aqil F, Munagala R, Vadhanam M V, et al. Anti-proliferative activity and protection against oxidative DNA damage by punicalagin isolated from pomegranate husk [J]. Food Research International, 2012, 49 (1): 345-353.

[12] 梁俊, 李建科, 赵伟, 等. 石榴皮多酚体外抗脂质过氧化作用研究 [J]. 食品与生物技术学报, 2012, 31 (2): 53-59.

[13] Xu L, He S, Yin P, et al. Punicalagin induces Nrf2 translocation and HO-1 expression via PI3K/Akt, protecting rat intestinal epithelial cells from oxidative stress [J]. International Journal of Hyperthermia, 2016, 32 (5): 465.

[14] Pathakoti K, Goodla L, Manubolu M, et al. Metabolic alterations and the protective effect of punicalagin against glutamate-induced oxidative toxicity in HT22 cells [J]. Neurotoxicity Research, 2017, 1-11.

[15] Taguri T, Tanaka T, Kouno I. Antimicrobial activity of 10 different plant polyphenols against bacteria causing food-borne disease [J]. Biological & Pharmaceutical Bulletin, 2005, 27 (12): 1965-1969.

[16] Li G, Yan C, Xu Y, et al. Punicalagin inhibits *Salmonella* virulence factors and has anti-quorum-sensing potential [J]. Applied and Environmental Microbiology, 2014, 80 (19): 6204-6211.

[17] Endo E H, Cortez D A G, Uedanakamura T, et al. Potent antifungal activity of extracts and pure compound isolated from pomegranate peels and synergism with fluconazole against *Candida albicans*

[J]. Research in Microbiology, 2010, 161 (7): 534-540.

[18] Glazer I, Masaphy S, Marciano P, et al. Partial identification of antifungal compounds from *Punica granatum* peel extracts [J]. Journal of Agricultural and Food Chemistry, 2012, 60 (19): 4841-4848.

[19] Lin L T, Chen T Y, Lin S C, et al. Broad-spectrum antiviral activity of chebulagic acid and punicalagin against viruses that use glycosaminoglycans for entry [J]. BMC Microbiology, 2013, 13 (1): 187.

[20] Yang Y, Xiu J, Zhang L, et al. Antiviral activity of punicalagin toward human enterovirus 71 *in vitro* and *in vivo* [J]. Phytomedicine, 2012, 20 (1): 67-70.

[21] Liu C, Cai D, Lin Z, et al. Identification of hydrolyzable tannins (punicalagin, punicalin and geraniin) as novel inhibitors of hepatitis B virus covalently closed circular DNA [J]. Antiviral Research, 2016, 134: 97-107.

[22] Delgado N T B, Rouver W do N, Freitas-Lima L C, et al. Pomegranate extract enhances endotheliumdependent coronary relaxation in isolated perfused hearts from spontaneouslyhypertensive ovariectomized rats. Frontiers in Pharmacology, 2017, 7: 1-12.

[23] 梁俊,李建科,刘永峰,等. 石榴皮多酚对脂变 L-02 肝细胞胆固醇合成的影响及机制探究 [J]. 食品与生物技术学报, 2013, 32 (5): 487-493.

[24] Xu X, Yin P, Wan C, et al. Punicalagin inhibits inflammation in LPS-induced RAW264.7 macrophages via the suppression of TLR4-mediated MAPKs and NF-κB activation [J]. Inflammation, 2014, 37 (3): 956-65.

[25] Jean-Gilles D, Li L, Vaidyanathan V G, et al. Inhibitory effects of

polyphenol punicalagin on type-II collagen degradation *in vitro* and inflammation *in vivo* [J]. Chemico-Biological Interactions, 2013, 205 (2): 90-99.

[26] Lee H L, Kang K S. Protection effect of punicalagin isolated from pomegranate on inflammation and ethanol-induced gastric mucosal injury [J]. Bulletin of the Korean Chemical Society, 2016, 37 (11): 1778-1782.

[27] Seeram N P, Adams L S, Henning S M, et al. *In vitro* antiproliferative, apoptotic and antioxidant activities of punicalagin, ellagic acid and a total pomegranate tannin extract are enhanced in combination with other polyphenols as found in pomegranate juice [J]. Journal of Nutritional Biochemistry, 2005, 16 (6): 360-367.

[28] Wang S G, Huang M H, Li J H, et al. Punicalagin induces apoptotic and autophagic cell death in human U87MG glioma cells [J]. Acta Pharmacologica Sinica, 2013, 34 (11): 1411.

[29] Adams L S, Seeram N P, Aggarwal B B, et al. Pomegranate juice, total pomegranate ellagitannins, and punicalagin suppress inflammatory cell signaling in colon cancer cells [J]. Journal of Agricultural and Food Chemistry, 2006, 54 (3): 980-985.

[30] Larrosa M, Tomás-Barberán F A, Espín J C. The dietary hydrolysable tannin punicalagin releases ellagic acid that induces apoptosis in human colon adenocarcinoma Caco-2 cells by using the mitochondrial pathway [J]. Journal of Nutritional Biochemistry, 2006, 17 (9): 611-625.

[31] 朱彩平, 张艳霞, 张晓, 等. 石榴皮多酚提取方法研究进展 [J]. 食品与发酵工业, 2015, 41 (11): 243-248.

[32] 吴琳, 王周利, 高振鹏. 石榴皮多酚的提取工艺探究 [J]. 农产品加工, 2018 (4): 26-28+32.

[33] 邓永，刘东红．超声处理对石榴皮多酚提取效果的影响［J］．食品科学技术学报，2021，39（1）：65-69+77．

[34] 张艳霞，朱彩平，邓红，等．超声辅助双水相提取石榴皮多酚［J］．食品与发酵工业，2016，42（12）：150-156．

[35] Nag S, Sit N. Optimization of ultrasound assisted enzymatic extraction of polyphenols from pomegranate peels based on phytochemical content and antioxidant property［J］. Journal of Food Measurement and Characterization，2018，12（3）：1734-1743．

[36] 陶明，罗茜，陈超，等．会理石榴皮中多酚提取方法的研究［J］．辽宁化工，2012，41（10）：991-993．

[37] Kaderides K, Papaoikonomou L, Serafim M, et al. Microwave-assisted extraction of phenolics from pomegranate peels: optimization, kinetics, and comparison with ultrasounds extraction［J］. Chemical Engineering and Processing-Process Intensification，2019，137：1-11．

[38] 苗笑雨，谷大海，程志斌，等．超临界流体萃取技术及其在食品工业中的应用［J］．食品研究与开发，2018，39（5）：209-218．

[39] 颜雪琴，马彩梅．超临界 CO_2 萃取石榴皮原花青素工艺的优化［J］．现代化农业，2018（11）：29-32．

[40] Mushtaq M, Sultana B, Anwar F, et al. Enzyme-assisted supercritical fluid extraction of phenolic antioxidants from pomegranate peel［J］. The Journal of Supercritical Fluids，2015，104：122-131．

[41] Patel C, Dadhaniya P, Hingorani L, et al. Safety assessment of pomegranate fruit extract: acute and subchronic toxicity studies. Food and Chemical Toxicology，2008，46（8）：2728-2735．

第2章
石榴皮多酚的提取、纯化及抑菌活性初探

2.1 引言

石榴是一种药食两用的植物资源,不仅含有丰富的营养,而且具有多种医疗保健功效。作为石榴加工产业的副产物,石榴皮因富含多酚类物质,在食品、医药等领域显示出了极高的应用价值[1]。在传统中药中,石榴皮被广泛用于治疗多种感染类疾病,例如痢疾、腹泻、寄生虫感染以及呼吸系统感染等[2]。目前,一些体外研究表明,石榴皮中的多酚类化合物能够破坏微生物的细胞结构、凝固微生物体内的原生质及对多种酶产生影响,因此对多种细菌、真菌具有抑制作用[3,4]。Alzoreky 等[5] 报道了石榴皮甲醇提取物对金黄色葡萄球菌的最小抑菌浓度为 2mg/mL。Braga 等[6] 则报道了 1%(体积分数)的石榴皮提取物可以完全抑制金黄色葡萄球菌在肉汤中的生长。

Endo 等[7] 研究表明，石榴皮抑制两种念珠菌属的活性成分为安石榴苷。Glazer 等[8] 则报道了石榴皮水提物可以显著抑制腐败真菌的生长，其抗菌活性与石榴总多酚的含量相关，安石榴苷为其主要的抗菌鞣质类活性成分。

植物多酚的分离纯化方法有很多种，例溶剂萃取法、层析法、沉淀分离法、膜分离法等，以大孔吸附树脂为填料的柱层析法是常用的方法之一[9]。大孔吸附树脂是一种吸附和筛选相结合的分离材料，具有物理化学稳定性高、选择性强、吸附容量大、吸附速度快、解吸容易、成本低等优点，近年来在天然产物分离纯化中的应用越来越多[10]。Amberlite XAD-16 是一种非离子型多聚吸附树脂，其吸附的特性主要是由于其独特的大孔网络结构、高的比表面积和其表面芳香环的独特结构，可用于吸附极性溶剂中的疏水性分子。石榴皮多酚主要为鞣花单宁，分子中虽含多个酚羟基，但酰基和鞣花酰基等结构的存在使其具有一定的疏水性，在国内外均有采用 Amberlite XAD-16 纯化石榴皮多酚的报道[11~13]。在采用大孔吸附树脂进行分离时，对于洗脱剂的选择有两方面的要求：一是洗脱剂要能够使树脂溶胀，这样才可以减小目标化合物与树脂之间的吸附力，并减小洗脱时的传质阻力；另一方面，洗脱剂对目标化合物要有良好的溶解性，使位于大孔树脂中心的吸附物质能够被洗脱剂分子迅速溶解[14]。常用水、甲醇、乙醇、丙酮等作为解吸附过程中的洗脱剂，在天然产物的分离纯化中呈现出良好的发展趋势[15]。

因此，本章采用 Amberlite XAD-16 大孔吸附树脂对石榴皮提取物进行纯化，并采用高效液相色谱法分析石榴皮粗提物和纯化物的化学成分，对比研究了粗提物和纯化物的抑菌效果，为石榴皮功能成分的开发利用提供一定的参考价值。

2.2 材料与方法

2.2.1 试剂与仪器

以产自陕西省西安市临潼区的峄城软籽石榴为实验材料，采摘后当天运回实验室，除去病果和裂果，洗净，手工取皮，并置于50℃下恒温烘干，粉碎后过60目筛，粉末装入密封袋中置于4℃冰箱中避光保存，备用；供试菌株分别为单核细胞增生李斯特菌 CMCC 54004、金黄色葡萄球菌 ATCC 25923、沙门菌 SL 1344 和大肠杆菌 ATCC 25922；安石榴苷（纯度98%，CAS 编号 65995-63-3）、没食子酸（纯度99.5%，CAS 编号 149-91-7）：成都曼思特生物科技有限公司。鞣花酸（纯度98%，CAS 编号 476-66-4）：天津一方科技有限公司。磷酸（优级纯）：天津市科密欧化学试剂有限公司。乙腈（色谱纯）：美国 TEDIA 公司。Amberlite XAD-16 大孔吸附树脂：美国 SIGMA 公司。Luria-Bertan（LB）琼脂、LB 肉汤：北京陆桥技术有限责任公司。其他试剂为市售分析纯。

仪器名称	型号	生产厂家
超纯水制造系统	CD-UPT-Ⅰ	成都越纯科技有限公司
电热鼓风干燥箱	DGG-9140A	上海森信实验仪器有限公司
高速万能粉碎机	FW100	天津泰斯特仪器有限公司
数控超声波清洗器	KQ5200DE	昆山市超声仪器有限公司
旋转蒸发器	RE-52AA	上海亚荣生化仪器厂
真空冷冻干燥机	LGJ	北京亚泰科隆仪器技术有限公司
电子天平（万分之一）	AL204	上海梅特勒-托利多仪器有限公司
高效液相色谱仪	600E	美国 Waters 公司
－80℃超低温冰箱	902	美国 Thermo 公司
高压灭菌锅	LMQ.CE	山东新华医疗器械有限公司
超净工作台	YT-CJ-1ND	北京亚泰科隆仪器技术有限公司
旋涡振荡器	VORTEX-6	海门市其林贝尔仪器制造有限公司

加热磁力搅拌器	C-MAG HS 7	德国 IKA 公司
微量移液枪	SB4200DT	德国 Eppendorf 公司
台式恒温振荡器	TH2-312	上海精宏实验设备有限公司
恒温培养箱	DPX-9082B-2	上海福玛实验设备有限公司
分光光度计	Smart Spec™ plus	美国 Bio-Rad 公司

2.2.2 石榴皮单宁的提取

以体积分数为60%的丙酮溶液作为提取溶剂，在40℃下，采用超声波辅助法进行提取，超声时间为10min，超声功率80W，料液比为1∶10。提取完毕后，使用真空泵进行抽滤，使滤液与滤渣分离，再将滤渣在相同条件下进行二次提取，最后合并提取液，将提取液于50℃下旋转蒸发至没有丙酮味，即得到浓缩液。

2.2.3 石榴皮单宁的纯化

2.2.3.1 大孔吸附树脂的预处理

AmberliteXAD-16大孔吸附树脂的预处理方法参照朱静等[13]的方法。将大孔吸附树脂用无水乙醇浸泡24h后，用水冲洗至无醇味；用3% HCl 处理3h，用水洗至中性；然后用3% NaOH 浸泡3h，用水洗至中性；再用 3% HCl 处理 3h，用水洗至中性后浸泡在无水乙醇中或直接使用。

2.2.3.2 单宁的纯化

取一定量树脂，采用湿法装柱（柱长径比为 6∶1），将提取物浓缩液过柱。上样量为 200mL 浓缩液/500g 树脂，用大量水洗脱去糖（约 4L），直到流出液澄清为止，用 100% 甲醇洗脱单宁（约 800mL），收集洗脱液于 50℃ 旋转蒸发，再进行真空冷冻干燥，得到浅棕色粉末状的纯化物[12]。

2.2.4 高效液相色谱分析

2.2.4.1 标准样品的配制

准确称取没食子酸、安石榴苷、鞣花酸各 0.002g，用甲醇溶解，分别用容量瓶定容至 10mL，配制成 0.2mg/mL 的标准储备液，-20℃ 保存。临用前精密量取没食子酸储备液 0.8mL、安石榴苷储备液 2.4mL、鞣花酸储备液 0.8mL，混合均匀，作为最高浓度混合标准溶液，上样前用 0.45μm 滤膜过滤。

2.2.4.2 样品溶液的配制

准确称取粗提物、纯化物各 0.002g，用甲醇溶解，分别定容至 10mL，上样前用 0.45μm 滤膜过滤。

2.2.4.3 色谱条件和洗脱程序

色谱柱为 Diamonsil C_{18} 柱（250mm×4.6mm，

5μm），柱温30℃，紫外检测器，波长280nm，流动相为0.1%磷酸水溶液（A液）和0.1%磷酸乙腈溶液（B液），线性梯度洗脱，流速为1.0mL/min，进样量10μL。梯度洗脱程序：0~10 min 5%~40% B，10~20min 40%~55%B，20~25min 55%~60% B，25~30min 60%~90% B，30~35min 90%~5%B，35~45min 5% B。

2.2.5 抑菌效果研究

2.2.5.1 菌悬液的制备

将四种菌从−80℃冰箱取出后，在LB琼脂培养基上活化，再分别挑取单菌落于LB肉汤中培养18h，4000r/min离心10min，用磷酸盐缓冲液（PBS）洗一遍，再用PBS将菌悬液吸光度调至0.5左右，稀释100倍（约含菌10^6CFU/mL）备用。

2.2.5.2 最小抑菌浓度（MIC）试验

采用琼脂稀释法，向灭菌后冷却至50℃的LB培养基中加入石榴皮粗提物与纯化物，使其终浓度分别为10、5、2.5、1.25、0.625、0.312、0.156、0.078mg/mL，各倒入两个培养皿中做平行实验。待冷却凝固后，将平板平均划分为四个区域，用于接种四种细菌。使用移液枪在每个区域的琼脂表面滴加2μL菌悬液，各加3滴作为3个平行，待干燥后将平板置于37℃恒温培养箱中倒置培养24h，观察细菌生长情况。以不加石榴皮单宁的平板为阳性对照。确定无菌生长的最低稀释浓度为石榴皮提取物的最小抑菌浓度。

2.3 结果与分析

2.3.1 液相色谱检测石榴皮提取物的成分及含量

流动相的选择是建立HPLC方法的关键，酚类物质的液相分析一般采用乙腈-水或甲醇-水作为流动相，进行梯度洗脱。同时为了防止酚酸类化合物电离而影响实验结果，常需在流动相中加入酸性抑制剂，增大其分布系数，从而改善色谱峰的峰形和分离度[16]。通过试验和对比分析[17~19]，选用0.1%磷酸乙腈-0.1%磷酸水作流动相，可以达到基线分离。没食子酸在270nm、鞣花酸在254nm、安石榴苷在258nm和378nm下有较强的吸收峰，综合考虑选择280nm作为检测波长。经优化梯度洗脱程序，建立了能很好地将待检测成分分离的色谱条件。

图2-1(A)说明，在指定的色谱条件下，混合标样中四种标样达到了基线分离，效果良好。其中，1为没食子酸，2为安石榴苷α，3为安石榴苷β，4为鞣花酸，安石榴苷α和安石榴苷β为安石榴苷的两个

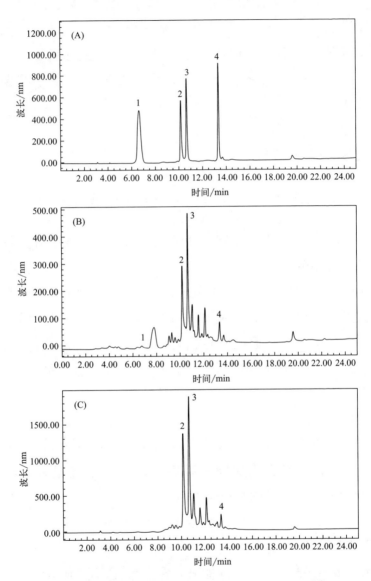

图 2-1 标准品（A）、粗提物（B）及纯化物（C）液相色谱图
1—没食子酸；2—安石榴苷 α；3—安石榴苷 β；4—鞣花酸。

同分异构体。图 2-1(B) 和图 2-1(C) 分别为粗提物与纯化物的高效液相色谱图。

根据保留时间进行定性，根据不同组分的峰面积与其含量的线性关系，利用单点校正法进行定量。可知，粗提物中没食子酸质量分数为 0.1%，安石榴苷 α、β 同分异构体质量分数合计为 12.3%，鞣花酸质量分数为 0.7%；经大孔吸附树脂纯化后，没食子酸未检出，安石榴苷质量分数升高到 64.2%，鞣花酸质量分数升高到 2.1%。

2.3.2　抑菌效果评价

天然植物提取物抑菌试验一般采用扩散或稀释的方法，前者包括纸片扩散法与孔扩散法，常以抑菌圈直径表示；后者包括琼脂稀释法、肉汤稀释法与肉汤微量稀释法[20]。但是目前对这些方法所得的实验结果尚没有统一的判断标准，主观性比较强，不同研究人员对结果的判断会有较大误差。本实验采用琼脂稀释法，参照美国临床和实验室标准协会（CLSI）关于微生物耐药性实验的方法，以有无细菌生长为判断指标来表示抑菌效果。

最小抑菌浓度试验表明，石榴皮粗提物对金黄色葡萄球菌、单核细胞增生李斯特菌、沙门菌和大肠杆菌的最小抑菌浓度分别为 0.312mg/mL、10mg/mL、

0.625mg/mL和大于10mg/mL（表2-1）；石榴皮纯化物对四种菌的最小抑菌浓度分别为0.156mg/mL、5mg/mL、0.625mg/mL、10mg/mL（表2-2）。石榴皮粗提物与纯化物均对金黄色葡萄球菌ATCC 25923的抑菌效果最好，对大肠杆菌ATCC 25922的抑菌效果最差。石榴皮纯化物的抑菌效果明显优于粗提物的抑菌效果。

表2-1 粗提物抑菌效果

受试菌	不同浓度(mg/mL)下细菌生长情况								
	10	5	2.5	1.25	0.625	0.312	0.156	0.078	CK
单增李斯特菌	−	+	+	+	+	+	+	+	+
金黄色葡萄球菌	−	−	−	−	−	+	+	+	+
大肠杆菌	+	+	+	+	+	+	+	+	+
沙门菌	−	−	−	−	−	−	−	−	+

注："−"表示无细菌生长，"+"表示有细菌生长。

表2-2 纯化物抑菌效果

受试菌	不同浓度(mg/mL)下细菌生长情况								
	10	5	2.5	1.25	0.625	0.312	0.156	0.078	CK
单增李斯特菌	−	−	+	+	+	+	+	+	+
金黄色葡萄球菌	−	−	−	−	−	−	−	+	+
大肠杆菌	−	+	+	+	+	+	+	+	+
沙门菌	−	−	−	−	−	+	+	+	+

注："−"表示无细菌生长，"+"表示有细菌生长。

2.4　小结

本研究选择了 Amberlite XAD-16 大孔吸附树脂,并以甲醇溶液作为洗脱剂,对石榴皮提取物进行纯化,取得了良好的纯化效果。Amberlite XAD-16 大孔吸附树脂可有效提高石榴皮丙酮提取物中总单宁的含量,其主要成分安石榴苷的质量分数由 12.3% 提高到了 64.2%,鞣花酸的质量分数由 0.7% 提高到了 2.1%。同时,最小抑菌浓度试验表明,石榴皮粗提物对金黄色葡萄球菌(革兰阳性,G^+)的抑菌效果最好,其次为沙门菌(革兰阴性,G^-),对大肠杆菌(G^-)的抑菌效果最差;石榴皮纯化物对四种常见食源性致病菌的抑菌效果明显优于粗提物的抑菌效果。

石榴皮多酚是由安石榴苷、没食子酸、鞣花酸等组成的混合物,经 Amberlite XAD-16 树脂纯化后安石榴苷的纯度显著提高,其表现出的体外抑菌活性也随之增强。因此,推测安石榴苷是石榴皮多酚中起主要抑菌作用的一种物质。此外,我们还发现石榴皮纯化物对金黄色葡萄球菌具有良好的抑菌作用,但抑菌机理尚不清楚,在后续实验中有待进一步研究。

参考文献

[1] 付军，李正. 石榴皮鞣质的药理学研究进展 [J]. 中国药业，2011，20（24）：92-94.

[2] 周本宏，王慧媛，吴玥，等. 石榴皮对红细胞膜脂质过氧化的保护作用 [J]. 广东药学院学报，2007，23（5）：547-549.

[3] 连军，丁玮，孙建新，等. 石榴皮水提物治疗溃疡性结肠炎模型大鼠的实验研究 [J]. 药学服务与研究，2009，9（2）：107-110.

[4] 刘琳，吴保庆，郭晓银，等. 石榴皮水提物对猪源多重耐药大肠杆菌的抑菌作用研究 [J]. 中国畜牧兽医，2023，50（1）：328-340.

[5] Alzoreky N S. Antimicrobial activity of pomegranate (*Punica granatum* L.) fruit peels [J]. International Journal of Food Microbiology，2012，03（7）：991-996.

[6] Braga L C，Shupp J W，Cummings C，et al. Pomegranate extract inhibits *Staphylococcus aureus* growth and subsequent enterotoxin production [J]. Journal of Ethnopharmacology，2005，96（1-2）：335-339.

[7] Endo E H，Garcia Cortez D A，Ueda-Nakamura T，et al. Potent antifungal activity of extracts and pure compound isolated from pomegranate peels and synergism with fluconazole against *Candida albicans* [J]. Research in Microbiology，2010，161（7）：534-540.

[8] Glazer I，Masaphy S，Marciano P，et al. Partial identification of antifungal compounds from *Punica granatum* peel extracts [J]. Journal of Agricultural and Food Chemistry，2012，60（19）：4841-4848.

[9] 庄英斌，刘军海，郭景学. 天然活性多酚提取、纯化及功能性研究进展 [J]. 粮食与油脂，2012，(8)：44-48.

[10] 赵艳红，李建科，李国荣. 石榴皮多酚纯化及其抗氧化活性表征 [J]. 食品科学，2010，31 (11): 31-37.

[11] Aqil F, Munagala R, Vadhanam M V, et al. Anti-proliferative activity and protection against oxidative DNA damage by punicalagin isolated from pomegranate husk [J]. Food Research International, 2012, 49 (1): 345-353.

[12] Seeram N, Lee R, Hardy M L, et al. Rapid large scale purification of ellagitannins from pomegranate husk, a by-product of the commercial juice industry [J]. Separation and Purification Technology, 2005, 41 (1): 49-55.

[13] 朱静，陆晶晶，袁其朋. 大孔吸附树脂对石榴皮多酚的分离纯化 [J]. 食品科技，2010，35 (1): 188-193.

[14] 郭永学，李楠，杨美燕，等. 大孔吸附树脂在中草药研究中的应用进展 [J]. 药品评价，2004，1 (5): 376-379.

[15] 张茜，贾冬英，姚开，等. 大孔吸附树脂纯化石榴皮多酚 [J]. 精细化工，2007，24 (4): 345-349.

[16] 焦中高，刘杰超，周红平，等. 枣果中酚类物质的高效液相色谱分析 [J]. 食品与发酵工业，2008，34 (3): 133-136.

[17] 曲文娟，张渭洁，徐敏瑶，等. 高效液相色谱测定石榴皮水提取物中 4 种多酚化合物的含量 [J]. 分析测试学报，2011，30 (12): 1425-1429.

[18] 赵海燕，杨永红，刘泰然，等. 高效液相色谱法同时测定保健食品中的安石榴甙和鞣花酸 [J]. 中国食品卫生杂志，2012，24 (4): 333-335.

[19] Zhou H, Yuan Q, Lu J. Preparative separation of punicalin from waste water of hydrolysed pomegranate husk by macroporous resin and preparative high-performance liquid chromatography [J]. Food Chemistry, 2011, 126 (3): 1361-1365.

[20] Klancnik A, Piskemik S, Jergek B, et al. Evaluation of diffusion and dilution methods to determine the antibacterial activity of plant extracts [J]. Journal of Microbiological Methods, 2010, 81 (2): 121-126.

第3章

安石榴苷对金黄色葡萄球菌细胞膜完整性及细胞形态的影响

3.1 引言

金黄色葡萄球菌是一种重要的食源性致病菌，一旦进入食品基质中，在一定的条件下就能够大量繁殖，并产生多种毒素，人类或者动物如果食用了含有大量金黄色葡萄球菌或其毒素污染的食物，就有可能引起食物中毒等疾病[1]。在美国，金黄色葡萄球菌每年引起大概24万起病例[2]。但是真正的发病率可能更高，因为一些零星的病例往往不被报告。为了降低健康风险和减少经济损失，人们采取了各种物理和化学方法降低食源性致病菌（包括金黄色葡萄球菌）在食品中的污染，比如避免温度滥用、保持良好的操作规范，此外，还会在食品中加入化学防腐剂，以提高产品的货架期。人工合成防腐剂已经在食品中应用了很多年，然而一些防腐剂对人类健康的影响时常会受到质疑[3]。近年来，随着消费者对天然食品产品的需求的增加，天然抑菌剂，尤其是植物源抑菌化合物，得到了越来越多的关注[4]。

安石榴苷为石榴皮中的主要成分之一，其含量远远高于鞣花酸等其他鞣质成分，并且同鞣花酸相比，安石榴苷具有较好的水溶性，因而近年来引起了人们广泛的关注。据报道，安石榴苷具有多种生物活性，如抗氧化、抗炎症、抗病毒和抑菌作用等[5~7]。Taguri 等[8]研究表明安石榴苷对多种食源性致病菌，如金黄色葡萄球菌、沙门菌、大肠杆菌和弧菌属具有抑制作用，其最小抑菌浓度范围为 $45 \sim 3200 \mu g/mL$。Li 等[9] 揭示了安石榴苷对沙门菌有良好的抑制作用，最小抑菌浓度为 $0.25 \sim 1 mg/mL$，在亚抑菌浓度下安石榴苷能够抑制毒力因子的表达和有抗群体感应的作用。尽管安石榴苷已经被报道对多种食源性致病菌（包括金黄色葡萄球菌），有良好的抑菌效果，但是其对金黄色葡萄球菌的抑菌机理尚不清楚。因此本章通过研究安石榴苷对金黄色葡萄球菌细胞膜完整性及细胞形态的影响，确定安石榴苷的抑菌作用模式，为安石榴苷在食品防腐保鲜中的应用提供理论依据。

3.2 材料与方法

3.2.1 试剂与仪器

安石榴苷（纯度≥98%）：成都曼思特生物科技有

限公司。缓冲蛋白胨水、7.5%氯化钠肉汤、Baird-Parker琼脂基础、胰蛋白胨大豆肉汤、胰蛋白胨大豆琼脂、Mueller-Hinton（MH）琼脂：北京陆桥技术股份有限公司。$DiBAC_4$（3）：美国Everbright公司。25%戊二醛：天津市科密欧化学试剂有限公司。EasyTaq DNA 聚合酶套装：北京全式金生物技术有限公司。琼脂糖和溴化乙锭（EB）购自美国Sigma公司。其它试剂均为分析纯。

供试菌株ATCC 25923、ATCC 29213购于美国模式培养物集存库，食品分离株由本课题组从原料乳、鸡肉、饺子等原料中分离、鉴定并保存。所有菌株均用于最小抑菌浓度的测定，ATCC 25923用于生长曲线、钾离子流出测定和电子显微镜观察。

主要溶液的配制：

（1）磷酸盐缓冲液（PBS） 在800mL蒸馏水中溶解8g NaCl、0.2g KCl、3.63g $Na_2HPO_4 \cdot 12H_2O$、0.24g KH_2PO_4，加蒸馏水定容至1L，121℃高压蒸汽灭菌25min，室温保存备用。

（2）生理盐水（0.9% NaCl） 准确称取氯化钠9.0g，溶于去离子水中，定容至1L，高压灭菌，备用。

（3）缓冲蛋白胨水 称取20.0g于1L蒸馏水中，混匀至完全溶解，121℃高压灭菌25min，4℃保存，备用。

(4) 7.5%氯化钠肉汤 称取90.0g于1L蒸馏水中,混匀至完全溶解,分装,121℃高压灭菌25min,4℃保存,备用。

(5) Baird-Parker琼脂基础 称取63.0g于950mL蒸馏水中,混匀至完全溶解,121℃高压灭菌25min,冷却至50℃左右,每95mL加入5mL亚碲酸钾卵黄增菌液(CM303一瓶),混匀后倾注平板。

(6) 胰蛋白胨大豆肉汤 称取30.0g于1L蒸馏水中,混匀至完全溶解,121℃高压灭菌25min,4℃保存,备用。

(7) 胰蛋白胨大豆琼脂 称取38.0g于1L蒸馏水中,混匀至完全溶解,121℃高压灭菌25min,冷却至50℃左右,摇匀,倾注平板。

(8) MH琼脂 称取38.0g于1L蒸馏水中,混匀至完全溶解,121℃高压灭菌25min,冷却至50℃左右,摇匀,倾注平板。

(9) 5×Tris-硼酸盐-EDTA(TBE)缓冲液:称取54g Tris碱,27.5g硼酸,3.72g EDTA,溶于去离子水中,定容至1L。

仪器名称	型号	生产厂家
恒温培养箱	DPX-9082 B-2	上海福玛实验设备有限公司
台式恒温振荡器	TH2-312	上海精宏实验设备有限公司

超纯水制造系统	CD-UPT-Ⅰ	成都越纯科技有限公司
超净工作台	YT-CJ-1ND	北京亚泰科隆仪器技术有限公司
冷冻离心机	5804R	德国 Eppendorf 公司
微量移液枪	SB4200DT	德国 Eppendorf 公司
分光光度计	Smart Spec^{TM} plus	美国 Bio-Rad 公司
干式恒温器	MK200-1	杭州奥胜仪器有限公司
多功能酶标仪	M200pr	瑞士 Tecan 公司
原子吸收光谱仪	SOLAAR	美国 Thermo Fisher 公司
冷场发射扫描电子显微镜	S-4800	日本日立公司
离子溅射仪	E-1045	日本日立公司
超薄切片机	UCT	德国徕卡公司
透射电子显微镜	HT7700	日本日立公司
其他仪器	同前	

3.2.2 最小抑菌浓度的测定

采用欧洲抑菌耐药性测试委员会[10]建议的琼脂稀释法测定安石榴苷对金黄色葡萄球菌的最小抑菌浓度。将过夜培养的金黄色葡萄球菌菌液离心，用无菌

PBS 洗涤两次，重新悬浮于 PBS 中，用 PBS 将菌液的吸光度调至 $OD_{600nm}=0.5$，然后稀释 100 倍，备用。MH 固体培养基经高温灭菌后冷却至大约 50℃，向培养基中加入安石榴苷粉末，使其终浓度分别为 4、2、1、0.5、0.25、0.125、0.0625mg/mL，混匀，倒入培养皿中，待冷却凝固后，用移液枪在固体培养基表面滴加 2μL 上述稀释后的菌悬液，待菌液干燥后，将平板置于 37℃恒温培养箱中倒置培养，24h 后观察有无细菌生长。以只含培养基不含安石榴苷的平板作为阳性对照。以无细菌生长的最低稀释浓度确定为安石榴苷对金黄色葡萄球菌的最小抑菌浓度（MIC）。

3.2.3 生长曲线的测定

参照 Bharitkar 等[11]的方法，通过菌落计数测定并绘制生长动力学曲线，检测安石榴苷对金黄色葡萄球菌生长的影响。用无菌的胰蛋白胨大豆肉汤将过夜培养的金黄色葡萄球菌菌悬液稀释至 $OD_{600nm}=0.5$。将安石榴苷加入新鲜无菌的胰蛋白胨大豆肉汤中，使其最终浓度分别为 $4×MIC$、$2×MIC$、$1×MIC$ 和 0（对照组），每个浓度设置三个平行。分别接入 1% 的上述菌悬液，混匀后置于 37℃摇床中震荡培养，转速为 150r/min。分别于 0、2、4、6、8 和 24h 吸取菌悬液，进行系列梯度 10 倍稀释后，取 100μL 涂布在

TSA 平板上，培养 24h 后进行计数，并绘制生长曲线。

3.2.4 膜电位的测定

参考 Sánchez 等[12] 的方法检测安石榴苷对金黄色葡萄球菌膜电位的影响。取过夜活化的菌液于 8000g 转速下离心 5min，倒掉上清液，用 PBS 洗涤 3 次，然后调节吸光度至 $OD_{600nm}=0.5$。使用黑色 96 孔板，向其中每孔加入 $125\mu L$ 上述菌悬液和 $0.5\mu L$ $DiBAC_4(3)$ 荧光探针，置于 37℃培养箱中平衡 30min，然后加入 $125\mu L$ 不同浓度的安石榴苷溶液，使安石榴苷的终浓度分别为 $4\times MIC$、$2\times MIC$、$1\times MIC$ 和 0（对照组），每组设置三个平行，使用多功能酶标仪测定各组的荧光强度，激发和散发波长分别为 492 和 515nm，当仪器的内部温度达到 37℃时开始读数。

3.2.5 钾离子流出的测定

取过夜活化的菌液 20mL 于 8000g 转速下离心 5min，弃掉上清液，然后用无菌生理盐水将菌体洗涤两次，最后用生理盐水将菌液的吸光度调至 $OD_{600nm}=0.5$。取上述菌悬液 4mL 加入安石榴苷粉末，使其最终浓度为 $2\times MIC$，用不含安石榴苷的菌悬液作为对照组;将其置于37℃震荡培养箱中,震荡速度为150r/min,分别于0、30、60和90min时取出,在8000g转速下离心10min,取上清液,用0.22μm孔径的滤膜过滤,滤出液保存于−80℃,备用。使用原子吸收分光光度计测定滤出液中钾离子(K^+)的含量,并以不同浓度的KCl溶液作为标准曲线[13]。

3.2.6　扫描电子显微镜观察

将金黄色葡萄球菌培养至对数中后期,取20mL菌液于8000g转速下离心5min,然后用无菌PBS洗涤菌体和调节吸光度。取调好后的金黄色葡萄球菌菌悬液,加入不同浓度安石榴苷溶液(终浓度分别为4×MIC、2×MIC和0);在37℃下孵育4h;将不同处理组的菌液离心(2500g,10min),弃掉上清液,收集菌体;置于4℃冰箱中,用2.5%戊二醛溶液杀死细菌,并固定10h,然后用PBS洗涤两次,再用无菌水洗涤两次;取适量菌液滴在盖玻片上,将其置于通风橱内过夜放置,自然风干;将风干后的样品放入高真空蒸发器中,喷金镀膜,再用扫描电镜观察各个处理组的细胞形态结构并拍照[14]。

3.2.7　透射电子显微镜观察

金黄色葡萄球菌菌悬液的准备及安石榴苷的处理

过程同 3.2.6。透射电镜样品制备具体步骤如下：将安石榴苷处理后的菌悬液用 PBS 洗涤两次，转移至 1.5mL 离心管中，加入 2.5% 的戊二醛，于 4℃ 放置 4h；离心，去掉上清液，加入 0.5mL 低温琼脂，涡旋混匀后，再离心，使菌体集中于管的底部，待琼脂凝固后进行切块（切成边长约为 1mm×2mm×3mm 的长方体）；将含菌的琼脂块转移至戊二醛溶液中，于 4℃ 放置过夜，去掉戊二醛溶液，用 PBS 漂洗 5 次，彻底洗去戊二醛；向每个样品中加入 0.5mL 1% 的锇酸溶液，固定 2h 后，去掉锇酸，再用 PBS 漂洗 5 次；依次用 30%、50%、70%、80%、90% 乙醇溶液进行脱水处理，每次 15min，再用 100% 乙醇脱水 30min；去除乙醇，加入 100% 的丙酮，共加两次，每次 30min，然后依次加入 3∶1、1∶1 和 1∶3 的丙酮/胶水混合液，各处理 1.5h、3h 和 12h；在模具中加入纯胶，将样品置于模具的一端，摆正位置，赶走气泡，另一端放置带编号的小纸条作为标记，于 35℃ 烘箱中烘干 24h，40℃ 继续烘干 48h，60℃ 再次烘干 48h，然后将样品装入塑封袋内，置于干燥器中保存；临用前用砂纸打磨，使样品位于模块尖端，使用超薄切片机切成厚度在 70～80nm 之间的薄片，粘在铜网上，经铅、铀染色增加了对比度后，在透射电子显微镜下观察和拍照[15]。

3.3 结果与分析

3.3.1 最小抑菌浓度

安石榴苷对金黄色葡萄球菌有很强的抑菌作用,经琼脂稀释法测定,安石榴苷对所有测试菌株的最小抑菌浓度均为 0.25mg/mL。

3.3.2 安石榴苷对细菌生长的影响

安石榴苷对金黄色葡萄球菌生长的影响如图 3-1 所示。在 $1\times MIC$ 浓度下,处理两小时后,细菌数量降低了 0.5 个对数值,细菌继续保持存活状态,到 24h

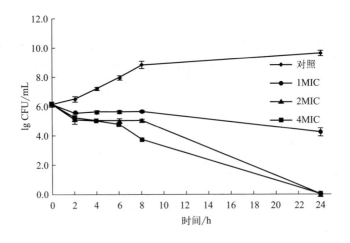

图 3-1 安石榴苷对金黄色葡萄球菌生长的影响

时,细菌数量降低了大约一个对数值;2×MIC 和 4×MIC 对细菌的存活产生更加显著的影响,在这两个浓度下,2h 后,细菌数量即下降了一个对数值,随着时间的延长,菌落数量继续降低,到 24h 后,均未检测到活的可培养的细菌。

3.3.3 安石榴苷对膜电位的影响

膜电位指的是细胞膜内外的电位差,也是表征菌体生命活动的一个重要指标[16]。$DIBAC_4(3)$ 是一种亲脂性的阴离子荧光染料,可依靠跨膜电位进入细胞,与胞内蛋白质结合后发出荧光,常用于检测细胞膜电位的变化。$DIBAC_4(3)$ 进入细胞后,当细胞内荧光强度降低,即膜电位降低,表示细胞发生超极化;反之,如果膜电位增加,表示去极化[17]。从图 3-2 可以看出,对照组的相对荧光强度最高,荧光值大小为 808;经安石榴苷处理后,1×MIC、2×MIC 和 4×MIC 组的细菌荧光值分别为 -1895、-2426 和 -2220,各个处理组之间没有显著性差异,但是与对照组相比,均具有极显著差异($P<0.01$),并且安石榴苷处理组比对照的荧光值降低,可见安石榴苷使金黄色葡萄球菌的细胞膜发生超极化现象,影响了菌体的代谢活性。据张赟彬等[18]报道,肉桂醛也能抑制金黄色葡萄球菌的生长,并导致细胞膜电位降低,与我们的研究结

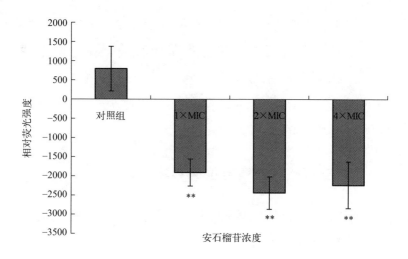

图 3-2　安石榴苷对金黄色葡萄球菌膜电位的影响
(＊＊表示差异极显著，$P<0.01$)

果具有一致性。

3.3.4　安石榴苷对钾离子流出的影响

由图 3-3 可知，在 0~90min 内，对照组与安石榴苷处理组的胞外钾离子浓度均呈上升趋势。在 30、60 和 90min 时，2×MIC 处理组的胞外钾离子的浓度均高于对照组的胞外钾离子浓度，其大小分别是对照组的 178%、197% 和 187%，且与对照组均具有显著性差异（$P<0.05$）。说明安石榴苷能够改变细胞膜的通透性，促进金黄色葡萄球菌胞内的钾离子释放到胞外。

安石榴苷作用后，细胞膜的渗透性发生改变，导

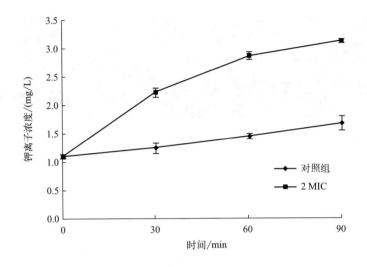

图 3-3　安石榴苷对钾离子流出的影响

致 K^+ 流出，从而使细胞离子平衡失调，进而影响了细菌正常的代谢。目前已见到其他天然抗菌物质导致金黄色葡萄球菌 K^+ 流出的报道，例如 Hada 等[19] 报道了金黄色葡萄球菌 K^+ 的流出随着茶树油浓度的增加而增加；de Souza 等[20] 同样报道了精油处理导致金黄色葡萄球菌 K^+ 的外渗。

3.3.5　扫描电子显微镜图谱

安石榴苷对金黄色葡萄球菌形态结构的影响见图 3-4。由扫描电镜的结果可知，正常的金黄色葡萄球菌呈圆形，菌体饱满，形态完整；安石榴苷作用后，

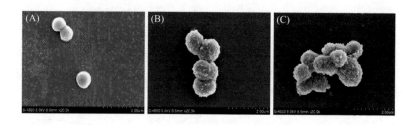

图 3-4　扫描电子显微镜图谱

(A) 对照组；(B) 安石榴苷浓度为 $2\times MIC$；(C) 安石榴苷浓度为 $4\times MIC$。

金黄色葡萄球菌菌体表面粗糙，被包裹了一层聚合物；而且随着安石榴苷浓度的增加，金黄色葡萄球菌菌体表面变化越明显，但是未见细胞裂解现象。综上所述，安石榴苷破坏了金黄色葡萄球菌的细胞形态，从而对金黄色葡萄球菌的生长起到了抑制作用。

3.3.6　透射电子显微镜图谱

如图 3-5 所示，在透射电子显微镜下可以观察到，经安石榴苷处理后，部分细菌体积变大，细胞质膜有一定程度的皱缩，并且从菌体外缘同样可以看见包裹在细菌表面的一层厚厚的凹凸不平的聚合物。

安石榴苷对金黄色葡萄球菌形态学的变化与 Ifesan 等[21]报道的结果相似。在他们的研究中，红葱提取物导致金黄色葡萄球菌体积增大，并且增加了细胞膜的厚度。然而在其他一些报道中，植物源提取物或者抑菌剂对细胞膜的作用效果与此略有差异，有些

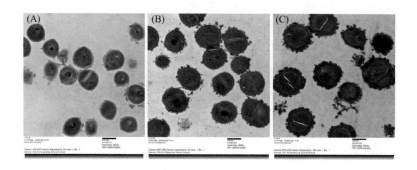

图 3-5　透射电子显微镜图谱

(A) 对照组；(B) 安石榴苷浓度为 $2\times MIC$；(C) 安石榴苷浓度为 $4\times MIC$。

抑菌物质可以导致细菌形态严重变形，甚至破裂。Stojanović-Radić 等[22] 报道了土木香根精油引起金黄色葡萄球菌形态学的变化，处理 6h 后，可见细胞破损和细胞碎片。Lv 等[23] 报道了植物精油导致大肠杆菌、金黄色葡萄球菌和酿酒酵母的变形和细胞壁结构缺失，导致枯草芽孢杆菌细胞膜裂解。尽管在我们的研究中，未见细胞破碎，但是安石榴苷作用于金黄色葡萄球菌细胞壁，破坏了细胞形态的完整性，干扰了细菌细胞壁的合成，影响菌体细胞周期，进而发挥抑菌作用。

3.4　小结

细胞膜是细菌的保护屏障，同时也是很多抑菌剂的作用目标。据报道，很多化合物通过破坏各种微生物细胞膜的结构和功能而发挥抑菌作用[24]。当细菌遇到强抑菌剂的作用时,细胞膜可能会遭到破坏,使细胞内容物外泄。菌体的保护屏障被打破,最终引起死亡。本研究中,我们发现,安石榴苷能够对金黄色葡萄球菌细胞结构的完整性起到破坏作用,从而表现出良好的抑菌效果。

(1) 采用琼脂稀释法测得安石榴苷对实验中采用的所有金黄色葡萄球菌的最小抑菌浓度均为 0.25mg/mL。

(2) 浓度为 (1~4)×MIC 的安石榴苷对金黄色葡萄球菌的生长具有明显的抑制作用;在大于或等于 2×MIC 的浓度下,培养 24h 后,没有检出活的细菌。

(3) 安石榴苷能够导致金黄色葡萄球菌细胞膜电位降低,使细胞膜发生超极化,干扰其正常的生命活动。

(4) 经安石榴苷作用后,金黄色葡萄球菌胞内钾离子释放到胞外,说明安石榴苷使金黄色葡萄球菌的细胞膜通透性发生改变。

(5) 通过扫描电子显微镜和透射电子显微镜观察细胞的超微结构可见,安石榴苷对金黄色葡萄球菌的细胞形态有破坏作用。在扫描电镜下观察到,安石榴苷结合到菌体表面,形成有一层聚合物,包裹在菌体外侧,使菌体细胞表面受损,导致菌体死亡,且浓度越高,作用效果越明显;透射电镜结果则显示,安石榴苷处理后,细胞体积变大,细胞质膜轻微皱缩,同样可见包裹在细胞壁外的聚合物。

通过本次研究可以看出,安石榴苷对金黄色葡萄球菌具有显著的抑菌效果,但是其在食品工业中真正应用之前,还需考虑各种问题,比如可能与食品组分相互作用而影响其抗微生物效力,如何降低提取成本,以及是否可以与其他防腐剂技术一起使用发挥协同效应,还有待进一步探讨。

参考文献

[1] Akineden Ö, Hassan A A, Schneider E, et al. Enterotoxigenic properties of *Staphylococcus aureus* isolated from goats' milk cheese [J]. International Journal of Food Microbiology, 2008, 124 (2): 211-216.

[2] Scallan E, Hoekstra R M, Angulo F J, et al. Foodborne illness acquired in the United States—major pathogens [J]. Emerging Infectious Diseases, 2011, 17 (1): 7-15.

[3] Zhao Y, Chen M, Zhao Z, et al. The antibiotic activity and mechanisms of sugarcane (*Saccharum officinarum* L.) bagasse extract against food-borne pathogens [J]. Food Chemistry, 2015, 185: 112-118.

[4] González-Lamothe R, Mitchell G, Gattuso M, et al. Plant antimicrobial agents and their effects on plant and human pathogens [J]. International Journal of Molecular Sciences, 2009, 10 (8): 3400-3419.

[5] Aqil F, Munagala R, Vadhanam M V, et al. Anti-proliferative activity and protection against oxidative DNA damage by punicalagin isolated from pomegranate husk [J]. Food Research International, 2012, 49 (1): 345-353.

[6] Danesi F, Kroon P A, Saha S, et al. Mixed pro-and anti-oxidative effects of pomegranate polyphenols in cultured cells [J]. International Journal of Molecular Sciences, 2014, 15 (11): 19458-19471.

[7] Lin L T, Chen T Y, Lin S C, et al. Broad-spectrum antiviral activity of chebulagic acid and punicalagin against viruses that use glycosaminoglycans for entry [J]. BMC Microbiology, 2013, 13 (1): 187.

[8] Taguri T, Tanaka T, Kouno I. Antimicrobial activity of 10 different plant polyphenols against bacteria causing food-borne disease [J]. Biological & Pharmaceutical Bulletin, 2004, 27 (12): 1965-1969.

[9] Li G, Yan C, Xu Y, et al. Punicalagin inhibits *Salmonella* virulence factors and has anti-quorum-sensing potential [J]. Applied and Environmental Microbiology, 2014, 80 (19): 6204-6211.

[10] European Comm Antimicrobial S. Determination of minimum inhibitory concentrations (MICs) of antibacterial agents by agar dilution [J]. Clinical Microbiology and Infection, 2000, 6 (9): 509-515.

[11] Bharitkar Y, Bathini S, Ojha D, et al. Antibacterial and antiviral evaluation of sulfonoquinovosyldiacylglyceride: a glycolipid isolated from *Azadirachta indica* leaves [J]. Letters in Applied Microbiology, 2014, 58 (2): 184-189.

[12] Sánchez E, Heredia N, Camachocorona M R, et al. Isolation, characterization and mode of antimicrobial action against *Vibrio cholerae* of methyl gallate isolated from *Acacia farnesiana*. Journal of Applied Microbiology, 2013, 115 (6): 1307-1316.

[13] Lou Z, Wang H, Zhu S, et al. Antibacterial activity and mecha-

nism of action of chlorogenic acid [J]. Journal of Food Science, 2011, 76 (6): M398-M403.

[14] Li G, Wang X, Xu Y, et al. Antimicrobial effect and mode of action of chlorogenic acid on *Staphylococcus aureus* [J]. European Food Research and Technology, 2014, 238 (4): 589-596.

[15] Yi S, Zhu J, Fu L, et al. Tea polyphenols inhibit *Pseudomonas aeruginosa* through damage to the cell membrane [J]. International Journal of Food Microbiology, 2010, 144 (1): 111-117.

[16] Bot C, Prodan C. Probing the membrane potential of living cells by dielectric spectroscopy [J]. European Biophysics Journal, 2009, 38 (8): 1049-1059.

[17] Whiteaker K L, Gopalakrishnan S M, Groebe D, et al. Validation of FLIPR membrane potential dye for high throughput screening of potassium channel modulators [J]. Journal of Biomolecular Screening, 2001, 6 (5): 305-312.

[18] 张赟彬, 刘笑宇, 姜萍萍, 等. 肉桂醛对大肠杆菌和金黄色葡萄球菌的抑菌作用及抑菌机理研究 [J]. 现代食品科技, 2015, 31 (5): 31-35.

[19] Hada T, Inoue Y, Shiraishi A, et al. Leakage of K^+ ions from *Staphylococcus aureus* in response to tea tree oil [J]. Journal of Microbiological Methods, 2003, 53 (3): 309-312.

[20] de Souza E L, de Barros J C, de Oliveira C E V, et al. Influence of *Origanum vulgare* L. essential oil on enterotoxin production, membrane permeability and surface characteristics of *Staphylococcus aureus* [J]. International Journal of Food Microbiology, 2010, 137 (2): 308-311.

[21] Ifesan B O T, Joycharat N, Voravuthikunchai S P. The mode of antistaphylococcal action of *Eleutherine americana* [J]. FEMS Im-

munology and Medical Microbiology, 2009, 57 (2): 193-201.

[22] Stojanović-Radić Z, Čomić L, Radulovi N, et al. Antistaphylococcal activity of *Inula helenium* L. root essential oil: eudesmane sesquiterpene lactones induce cell membrane damage [J]. European Journal of Clinical Microbiology & Infectious Diseases, 2012, 31 (6): 1015-1025.

[23] Lv F, Liang H, Yuan Q, et al. *In vitro* antimicrobial effects and mechanism of action of selected plant essential oil combinations against four food-related microorganisms [J]. Food Research International, 2011, 44 (9): 3057-3064.

[24] Yao X, Zhu X, Pan S, et al. Antimicrobial activity of nobiletin and tangeretin against *Pseudomonas* [J]. Food Chemistry, 2012, 132 (4): 1883-1890.

第4章

安石榴苷对金黄色葡萄球菌毒力因子表达的影响

4.1 引言

金黄色葡萄球菌的毒力因子大致可以分为三大类型：胞外毒素、细胞壁/膜成分和酶类。胞外毒素主要有肠毒素（Staphylococcal enterotoxins，Ses）、溶血素（Hemolysin，Hl）、杀白细胞素（Paton-valentine leukocidin，Pvl）、剥脱毒素（Exfoliativetoxins，Ets）和中毒休克综合征毒素（Toxic-shock syndrome toxin，Tsst）等；其他毒力相关的成分还包括黏附素、荚膜多糖、耐热核酸酶和血浆凝固酶等。以上这些毒力因子或者作为胞外蛋白分泌到环境（包括食品基质）中，或者作为菌体表面蛋白在细菌侵染宿主的过程中发挥作用。

肠毒素被认为是引起金黄色葡萄球菌食物中毒的主要因子。它是一类结构相关、毒力相似，但抗原性却不同的胞外蛋白质集群。到目前为止，已知的肠毒素或类肠毒素共有 20 多种[1]，主要包括：①早已被鉴定的经典的 5 种血清型 SEA、SEB、SEC（SEC1、SEC2 和 SEC3 亚型）、SED、SEE；②新型肠毒素 SEG、SEH、SEI、SER、SES、SET 和类肠毒素 SE/J、SE/K、SE/L、SE/M、SE/N、SE/O、SElP、SElQ、SElU、SElU2、SEV。肠毒素的本质是超抗原，能够激活大量 T 细胞产生免疫应答，从而引起严重的炎症反应。肠毒素对高温、低 pH 值和蛋白水解酶均有很强的耐受性。在食品加工过程中经常要用到冷冻或者高温加热的工序，食品经过处理后会使得金黄色葡萄球菌的数量显著降低乃至被完全杀死，但是由它产生的肠毒素却可以长期存留，人们一旦食用了被肠毒素污染的食物就有可能导致食物中毒。肠毒素的致病性很强，在很低的剂量下就能引起食物中毒，易感人群只需要几微克就能够发病[2]。呕吐、腹痛和水样腹泻是肠毒素引起的食物中毒的主要症状。

溶血素也属于金葡菌分泌的一种强致病性的外毒素，其能显著破坏溶酶体，损伤血小板，引起机体局部坏死和缺血。根据抗原的不同，溶血素可以分为 α、β、γ、δ 和 ε 五种类型，目前研究较为深入的是 α-溶血素。α-溶血素是一种穿孔蛋白，可以结合到宿主细胞膜上，造成细胞破裂，它的表达受附属调节基因 *agr* 的控制[3]。

血浆凝固酶是一种能使人类或哺乳动物的血浆发生凝固的酶类，它的作用特点是可以使血浆纤维蛋白包被在菌体表面，从而妨碍吞噬细胞对菌体的吞噬，还能保护细菌免受血清中其他杀菌物质的作用。大多数致病性的金黄色葡萄球菌都能产生血浆凝固酶，因此，这种酶可以作为判断金黄色葡萄球菌有无致病性的一个非常重要的标志[4]。

金黄色葡萄球菌的致病性的强弱在很大程度上取决于其产生的毒力因子，因此在研究抑菌剂对细菌生长的影响的同时，研究其对毒力因子的表达的影响也具有重要意义。据报道，一些植物源提取物如绿原酸[5,6]、丁香酚[7]、百里香酚[8]、薄荷醇[9]、木香油[10]、紫苏油[11]、茅苍术挥发油[12]等对金黄色葡萄球菌具有抑制作用，在亚抑菌浓度下能够抑制金黄色葡萄球菌毒素基因（如 hla、sea、seb、tst 等）的表达，并降低毒素（如 α-溶血素、肠毒素 A、肠毒素 B 和毒性休克综合征毒素）的产生。

本章主要研究了安石榴苷对金黄色葡萄球菌几种重要的毒力因子的表达的影响，分别对溶血活性、凝固酶活性和产肠毒素情况进行了测定，并采用反转录实时荧光定量 PCR 技术检测相关毒力基因的表达情况。

4.2 材料与方法

4.2.1 试剂与仪器

安石榴苷（纯度≥98%）：成都曼思特生物科技有限公司。引物由上海捷瑞生物工程有限公司合成。EasyTaq DNA Polymerase：北京全式金生物技术有限公司。琼脂糖购自美国 Sigma 公司。胰蛋白胨大豆琼脂、脑心浸液培养基、新鲜无菌脱纤维羊血、冻干兔血浆：北京陆桥技术股份有限公司。细菌总 RNA 提取试剂盒（Code No. DP430）：天根生化科技（北京）有限公司。反转录试剂盒（Code No. RR037A）、SYBR 试剂盒（Code No. DRR820S）：宝生物工程（大连）有限公司。RNA 酶/DNA 酶清除剂：上海碧云天生物技术有限公司。石英砂（二氧化硅）：成都市科龙化工试剂厂。溶菌酶：美国 Amresco 公司。溶葡萄球菌素：美国 Sigma 公司。$0.22\mu m$ 孔径无菌滤膜：美国 Millipore 公司。96 孔细胞培养板：美国 Corning 公司。总肠毒素检测试剂盒：德国 R-Biopharm 公司。其他试剂均为分析纯。

主要试剂的配制：

（1）安石榴苷溶液 准确称取安石榴苷粉末，溶于无菌去离子水中，配成 1mg/mL 的母液，使用 $0.22\mu m$

孔径无菌滤膜过滤除菌，4℃避光保存。

（2）脑心浸液培养基　称取37.0g于1L蒸馏水中，混匀至完全溶解，121℃高压灭菌25min，4℃保存，备用。

（3）2×脑心浸液培养基　称取74.0g于1L蒸馏水中，混匀至完全溶解，121℃高压灭菌25min，4℃保存，备用。

（4）Tris-EDTA（TE）缓冲液　取1mol/L Tris-HCL缓冲液10mL和0.5mol/L EDTA缓冲液2mL，用去离子水定容至1000mL，121℃高压灭菌25min，备用。

（5）5×TBE缓冲液的配制同前。

仪器名称	型号	生产厂家
恒温培养箱	DPX-9082 B-2	上海福玛实验设备有限公司
超纯水制造系统	CD-UPT-I	成都越纯科技有限公司
超净工作台	YT-CJ-IND	北京亚泰科隆仪器技术有限公司
旋涡振荡器	VORTEX-6	海门市其林贝尔仪器制造有限公司
加热磁力搅拌器	C-MAG HS 7	德国IKA公司
小型台式高速离心机	5415D	德国Eppendorf公司
冷冻离心机	5804R	德国Eppendorf公司

微量移液枪	SB4200DT	德国 Eppendorf 公司
PCR 仪	9600	珠海黑马医学仪器有限公司
PowerPac 基础电泳仪	1645050	美国 Bio-Rad 公司
实时荧光定量 PCR 仪	iQ5	美国 Bio-Rad 公司
凝胶成像系统	GEL DOC XR	美国 Bio-Rad 公司
台式恒温振荡器	TH2-312	上海精宏实验设备有限公司
酶标仪	680	美国 Bio-Rad 公司
超微量核酸分析仪	Nano-200	杭州奥盛仪器有限公司
其他仪器	同前	

4.2.2 菌种活化及菌悬液制备

金黄色葡萄球菌 ATCC 29213，购于美国模式培养物集存库，保存于 -80 ℃ 冰箱。从冰箱中取出，于 TSA 平板上活化培养。挑取单菌落于装有 BHI 液体培养基的试管中，37℃ 振荡培养 12h。实验前，用新鲜无菌的 BHI 培养基将菌悬液的吸光度调至 $OD_{600}=0.5$（含菌量约为 $10^8 CFU/mL$）。

4.2.3 菌落计数

采用梯度稀释法将安石榴苷母液在无菌的 10mL

离心管中进行稀释，其浓度分别为 0、1/4、1/2、1 和 2×MIC，混合均匀。加入等体积 2 倍浓度的脑心浸液液体培养基，使安石榴苷的最终浓度为 0、1/8、1/4、1/2 和 1×MIC，此时培养基的浓度变为 1 倍正常浓度。将上述菌悬液按照 1% 的接菌量接入培养液，混匀，在 37℃、130r/min 条件下震荡培养 24h 后，进行系列 10 倍稀释，涂板计数。

4.2.4 溶血活性的测定

参照 Worlitzsch 等[13] 的方法测定溶血活性。将上述菌悬液按 1% 的接菌量接入含有安石榴苷的 BHI 培养基中，使安石榴苷的终浓度分别为 0、1/64、1/32、1/16、1/8、1/4、1/2 和 1×MIC，在 37℃、130r/min 条件下震荡培养 24h，12000g 离心 5min，将上清液用 0.22μm 孔径的无菌滤膜过滤。取 475μL 过滤后的样品上清液于 1.5mL 离心管中，加入 25μL 无菌脱纤维羊血，轻摇混匀，37℃ 孵育 2h。3000g 离心 1min，吸取 200μL 上清液，转移到 96 孔板中，在 450nm 波长下测定其吸光值。以不含安石榴苷的菌悬液上清作为阳性对照，以无菌 BHI 培养基经过同样处理后作为空白对照。

4.2.5 凝固酶效价的测定

吸取 0.5mL 无菌生理盐水加到冻干血浆西林瓶中，摇匀使之充分溶解，再加入上述不同浓度安石榴苷处理的金黄色葡萄球菌培养液 0.3mL，混合均匀后放至 37℃静置培养。在 6h 内，间隔每小时观察一次结果，若出现凝固现象，即待测菌血浆凝固酶为阳性，否则为阴性。

4.2.6 总肠毒素的检测

采用三明治（夹心）酶联免疫反应法检测安石榴苷对金黄色葡萄球菌总肠毒素表达量的影响。样品处理方式同 4.2.4，取无菌滤液稀释 5 倍后进行检测。将 ELISA 试剂盒中所有试剂的温度恢复至室温，然后按照试剂盒的说明书在室温下进行操作。

将所需数量的微孔条插入到框架中（一个样品需要一个微孔条），向每个微量滴定孔中加 100μL 样品或阳性对照，轻摇混匀，包上封口膜，37℃孵育 1h；将液体全部倒掉，在吸水纸上轻轻拍打至倾倒完全，加入 300μL 1× 洗涤缓冲液，重复操作 5 次；加入 100μL 酶连接物 1 溶液，用手轻轻摇动使其混匀，封口，37℃再孵育 1h；重复洗涤步骤；加入 100μL 酶连接物 2 溶液，轻摇混匀，封口，37℃孵育 30min；再次重复洗涤步骤；加入 100μL 底物/发色剂，轻摇混匀，封口，在 37℃下避光孵育 15min；加入 100μL 反应终止液，轻摇混匀，在 30min 内用酶标仪在 450nm 处测量每个孔的吸光值。

4.2.7 qRT-PCR

（1）引物设计及特异性检测　实验所用的引物见表 4-1。

取 1mL 在脑心浸液培养基中过夜培养的金黄色葡萄球菌菌液，离心，弃掉上清液，加入 1mL 无菌水后在干浴器中 100℃加热煮沸 20min；然后离心（4℃，12000r/min，5min），并取上清液作为 PCR 反应的模板。反应体系如下：

试剂	体积
模板	4μL
上游引物	1μL
下游引物	1μL
EasyTaq DNA 聚合酶	1μL
10×EasyTaq 缓冲液	5μL
2.5mmol/L dNTPs	4μL
灭菌蒸馏水	34μL
总计	50μL

反应条件：94℃预变性 5min；94℃变性 30s，52℃退火 30s，72℃延伸 1min，累计进行 35 个循环；

72℃延伸10min；冷却至4℃。取5μL PCR产物在1%的琼脂糖凝胶中进行电泳，缓冲溶液为0.5×TBE。EB染色后在凝胶成像系统下观察在目标位置否有条带出现，且有无杂带。

表 4-1　qRT-PCR 引物

基因	作用或产物	引物(5'-3')	引物序列来源
16S rRNA	内参基因	F,GCTGCCCTTTGTATTGTC	[7]
		R,AGATGTTGGGTTAAGTCCC	
sea	肠毒素a	F,ATGGTGCTTATTATGGTTATC	[7]
		R,CGTTTCCAAAGGTACTGTATT	
hla	α-溶血素	F,TTGGTGCAAATGTTTC	[7]
		R,TCACTTTCCAGCCTACT	
agrA	二元调控系统	F,TGATAATCCTTATGAGGTGCTT	[7]
		R,CACTGTGACTCGTAACGAAAA	

(2) RNA 的提取　按照天根细菌/细胞 RNA 提取试剂盒的说明进行细菌 RNA 的提取，由于金黄色葡萄球菌细胞壁比较厚，破碎困难，在操作中加入了溶葡萄球菌素处理和石英砂震荡破碎的步骤。

按上述方法进行给药处理，24h 后，取 1mL 菌悬液于 1.5mL 无 RNA 酶的离心管中（离心管预先装有 20~30mg 石英砂，并高压灭菌处理），12000r/min、4℃条件下离心 2min，弃掉上清，用无菌水洗涤一次；用含 3mg/mL 溶菌酶的 100μL TE 缓冲液重悬菌体，室温孵育 15min；加入 10μg/mL 溶葡萄球菌素 3μL，继续孵育 5min;加入 350μL 裂解液,涡旋振荡 1min,冰浴 2min,重复 5 次,12000r/min 离心 2min,将上清液转移至另一离心管中;加入 250μL 无水乙醇,混匀,转入吸附柱中,吸附柱放在收集管中,12000r/min 离心 1min,倒掉废液,将吸附柱放回收集管中;向吸附柱中加入 350μL 去蛋白液,12000r/min 离心 1min,弃废液;向吸附柱中加入 80μLDNaseⅠ工作液,室温放置 15min;然后向吸附柱中加入 350μL 去蛋白液,12000r/min 离心 1min,弃废液;加入 500μL 漂洗液,室温放置 2min,12000r/min 离心 1min;重复漂洗一次;12000r/min 离心 2min,倒掉废液,将吸附柱置于室温放置数分钟,彻底晾干吸附材料中残留的漂洗液;将吸附柱转移到新的无 RNA 酶的离心管中,向吸附膜的中间部位悬空滴加 50μL 无 RNA 酶的去离子水,室温放置 2min,12000r/min 离心 2min,得到 RNA 溶液。

用微量核酸蛋白测定仪测定 RNA 的浓度和纯度,将 RNA 的浓度调为一致,然后进行反转录反应。

(3)反转录反应 用反转录试剂盒将总 RNA 反转录为 cDNA,并于 -40℃保存。反转录反应体系如下:

试剂	使用量
5×PrimeScript Buffer	2.0μL
PrimeScript RT Enzyme Mix I	0.5μL
Oligo dT Primer (50μM)	0.5μL

Random 6 mers（100μM）	0.5μL
Total RNA	
RNase Free dH$_2$O	加至 10μL

注：反应体系可以按照需求放大，10μL 体系中总 RNA 的最大使用量为 500ng。

在 PCR 仪上进行反转录反应，反应条件为

37℃，15min（反转录反应）

85℃，5s（反转录酶失活反应）

4℃

（4）qRT-PCR　用 Bio-Rad iQ5 进行 qRT-PCR 反应。体系如下：

试剂	使用量
SYBR Premix Ex Taq Ⅱ	12.5μL
上游引物（10μmol/L）	1.0μL
下游引物（10μmol/L）	1.0μL
cDNA 溶液	2.0μL
灭菌蒸馏水	8.5μL
合计	25.0μL

反应条件为

95℃、30s	1 个循环	
95℃、5s，55℃、30s	40 个循环	荧光定量
72℃、30s		
95℃、15s	1 个循环	
60～90℃、30s	71 个循环	溶解曲线

所有供试样品三个平行，并以 16S rRNA 基因作

为内参,采用 $2^{-\Delta\Delta Ct}$ 法分析基因的相对表达量。实验重复三次,用 SPSS 19.0 统计软件分析和处理数据,结果以平均值±标准差表示;用 Tukey 法进行差异显著性分析,$P<0.05$ 表示差异显著,$P<0.01$ 表示差异极显著。

4.3 结果与分析

4.3.1 安石榴苷对细菌生长的影响

起始时每个孔的接菌量为 $(3.45±0.17)×10^6$ CFU/mL。24h 后,生物膜内的菌落计数结果如表 4-2 所示,可见安石榴苷以浓度依赖的方式抑制金黄色葡萄球菌的生长。在 $1/8×MIC$ 浓度下,安石榴苷对细菌生长的影响较小。

表 4-2 菌落计数

组别	菌数/(CFU/mL)
对照组	$(8.17±0.04)×10^8$
$1/8×MIC$	$(5.04±0.34)×10^8$
$1/4×MIC$	$(1.83±0.57)×10^8$
$1/2×MIC$	$(4.55±0.37)×10^7$
$1×MIC$	$(8.43±1.55)×10^6$

安石榴苷以浓度依赖的方式抑制金黄色葡萄球菌 ATCC 29213 的生长,在 $1/8×MIC$ 以及更低浓度下,对金黄色葡萄球菌的生长无明显的抑制作用。

4.3.2 安石榴苷对金黄色葡萄球菌溶血活性的影响

如图 4-1 所示,安石榴苷处理组的溶血活性与阳性对照组相比显著降低,只有在 $1/4\times MIC$ 浓度下与对照组无显著性差异,说明安石榴苷对金黄色葡萄球

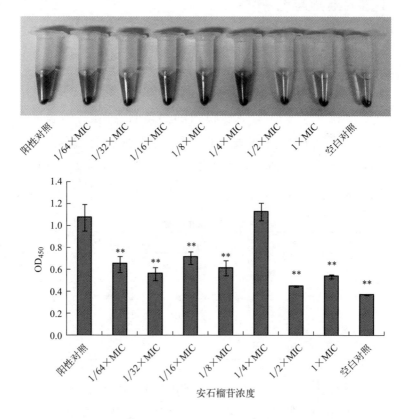

图 4-1 溶血素活性试验（＊＊表示差异极显著,$P<0.01$）

菌的溶血活性有抑制作用，但抑制作用未呈现明显的剂量依赖性。

安石榴苷能够抑制溶血素的产生，从而减轻金黄色葡萄球菌对机体的侵害。

4.3.3 安石榴苷对金黄色葡萄球菌凝固酶表达的影响

加入金黄色葡萄球菌培养液后，每隔 1h 轻轻倾斜西林瓶，观察是否有凝固现象。结果发现，1h 后对照组即发生明显凝固，$1×MIC$ 处理组未凝固，1/2、$1/4×MIC$ 处理组呈半凝固状态，1/8、$1/16×MIC$ 处理组凝固。由此可见，安石榴苷能够以剂量依赖的形式抑制金黄色葡萄球菌凝固酶的表达。

安石榴苷能够降低凝固酶的表达，在 1、1/2、$1/4×MIC$ 时观察到血浆未凝固，而在更低浓度时血浆照常发生凝固。

4.3.4 安石榴苷对金黄色葡萄球菌总肠毒素表达的影响

采用 ELISA 法检测了安石榴苷对金黄色葡萄球菌总肠毒素表达情况的影响，相对定量结果如图 4-2 所示。在 1/4、1/8、$1/16×MIC$ 浓度下总肠毒素表达量与对照组没有显著性差异，经 $1/2×MIC$ 浓度的安石

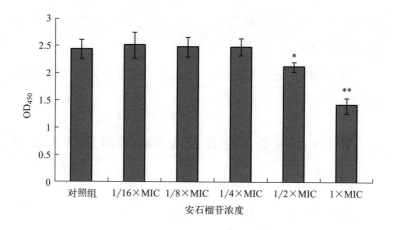

图 4-2 安石榴苷对金黄色葡萄球菌肠毒素表达的影响
（*表示差异显著，$P<0.05$；**表示差异极显著，$P<0.01$）

榴苷处理后肠毒素的表达量显著降低，$1×MIC$ 的安石榴苷对肠毒素表达的抑制作用达到了极显著水平。

安石榴苷对金葡菌肠毒素的分泌也有影响，用 ELISA 法对肠毒素的产生情况进行相对定量，在 $1×MIC$ 和 $1/2×MIC$ 浓度下安石榴苷能显著降低总肠毒素的产生，在较低浓度下，无显著影响。

4.3.5 安石榴苷对金黄色葡萄球菌毒力基因表达的影响

经琼脂糖凝胶电泳对 PCR 扩增产物检测后，可见凝胶中均为单一条带，未发现非特异性条带（图 4-3），说明每对引物的特异性良好，可以用于后续的 qRT-

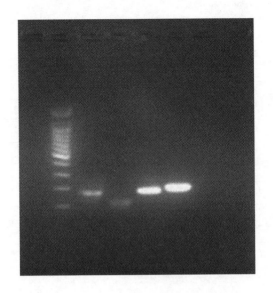

图 4-3 琼脂糖凝胶电泳结果

（自左向右依次为 100bp DNA 分子量标准、*sea*、*hla*、*agrA*、*16s rRNA*）

PCR 反应。

由 qRT-PCR 生成的溶解曲线如图 4-4 所示，显然，每个基因的溶解曲线均为单个峰，再次说明 4 个基因的引物的特异性较强，扩增产物单一。

相对定量结果用 $2^{-\Delta\Delta C_t}$ 表示。

$\Delta\Delta C_t$ 的计算公式如下：

$$\Delta\Delta C_t = \Delta C_t(加药组) - \Delta C_t(对照组)$$

$$\Delta C_t = 目的基因的平均 C_t 值 - 内参基因的平均 C_t 值$$

式（4-1）

安石榴苷对金黄色葡萄球菌毒力基因表达的影响如

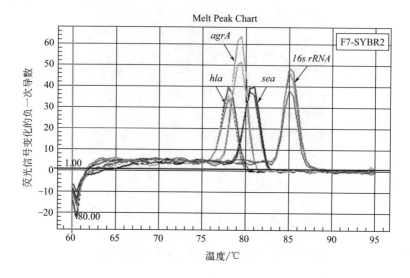

图 4-4 qRT-PCR 溶解曲线

图 4-5 所示。安石榴苷浓度为 $1/8 \times MIC$（0.031mg/mL）时，所检测基因的相对表达量均有不同程度的下调，肠毒素基因 sea 和溶血素基因 hla 的相对表达水平分别是对照组的 3% 和 5%，调节基因 agrA 的相对表达量是对照组的 5%，且均与对照组有极显著性差异（$P<0.01$）；在 $1/16 \times MIC$ 的浓度下，hla 的表达量是对照组的 68%，差异极显著，sea 与 agrA 的表达量与对照组无显著性差异。

采用 qRT-PCR 技术检测安石榴苷对金黄色葡萄球菌肠毒素、溶血素及调节基因表达的影响。在提 RNA 的过程中，由于金黄色葡萄球菌具有较硬的细胞

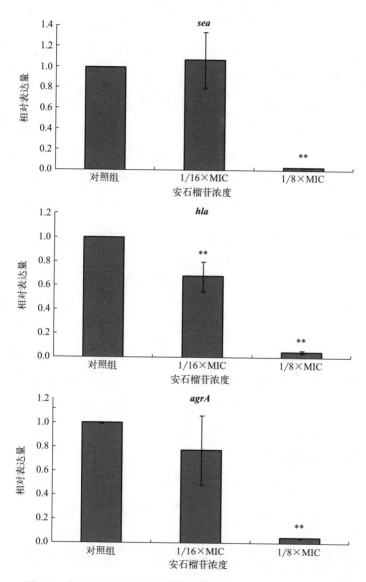

图 4-5 安石榴苷对金黄色葡萄球菌毒力相关基因表达的影响

（＊＊表示差异极显著，$P<0.01$）

壁，使用传统的方法很难将其破碎，因此，在实验中，加入了溶葡萄球菌素对金黄色葡萄球菌的细胞壁进行充分溶解，此外，还引入了石英砂结合机械振荡的方法促使细胞壁破碎，以提高 RNA 的提取效率。荧光定量结果表明，在 $1/8×MIC$ 浓度下，安石榴苷能够显著降低毒力基因 *sea* 和 *hla* 的表达，但基因表达水平与蛋白表达水平并不完全一致，在此浓度下，仍可检测到较高浓度的毒力因子，而在 MIC 或 $1/2×MIC$ 浓度下才能显著降低毒力因子的表达。这与 Qiu 等[7,8]报道的丁香酚、百里香酚等在不影响细菌生长的浓度下即可降低溶血素和肠毒素的表达不同。由此推测，安石榴苷抑制金黄色葡萄球菌毒素的产生，不仅是通过抑制相关毒力基因的表达实现的，更主要的是通过显著降低菌的数量来实现的。此外，虽然 mRNA 的表达与蛋白质的表达是一个相关联的过程，但是两者之间并不是必然一致。因为 mRNA 水平代表的是上游转录因子的激活，而转录后的修饰、翻译等一系列过程对蛋白质的表达量也有直接的影响，因而可能导致蛋白质和 mRNA 表达水平之间没有很好的相关性。金葡菌在对数中后期合成的细胞膜表面蛋白和胞外蛋白受到由多个元件组成的调控网络的控制，这个调控系统包括葡萄球菌附属调节子（*sar*）以及 *agr* 二元调控系统等[14,15]，金葡菌控制毒力因子表达的过程非常复杂，涉及这些网络的相互作用以及级联调控。

本研究中，通过 qRT-PCR 技术检测到安石榴苷对 *agrA* 的转录有抑制作用，据此，我们认为安石榴苷降低毒力因子的表达部分依赖于 *agr* 二元调控系统。

Mun 等[16] 报道了亚抑制浓度的安石榴苷能够降低金黄色葡萄球菌毒力相关蛋白的表达，以 ATCC 33591 为供试菌株，测得最小抑菌浓度为 0.0625mg/mL，在低于此浓度下能够降低 α-溶血素、肠毒素 a 和肠毒素 b 的表达，并能抑制毒力基因 *hla*、*sea*、*seb* 和调节基因 *agrA* 的表达。本研究结果与之相似，但抑制程度有所不同，可能与所用的菌株以及培养条件不同有关。

4.4 小结

金黄色葡萄球菌能产生多种致病相关的毒力因子，破坏宿主的组织器官，导致疾病的发生。因此，在研究抗菌药物时，除了考察其抑菌和杀菌能力之外，还应重视其对毒力因子表达的影响。

（1）安石榴苷以浓度依赖的方式抑制金黄色葡萄球菌 ATCC 29213 的生长，在低浓度时抑菌作用较弱，随着浓度的增加抑菌作用增强。

（2）安石榴苷能够显著减少 α-溶血素的产生，但对溶血素的抑制作用未呈现浓度依赖性。

（3）在高于 $1/4 \times$ MIC 浓度下安石榴苷能够降低

血浆凝固酶的表达,阻止血浆发生凝固现象。

(4) 通过 ELISA 法检测到在 $1 \times MIC$ 和 $1/2 \times MIC$ 浓度下,安石榴苷能显著降低总肠毒素的产生,在更低浓度下未检测到明显的抑制作用。

(5) 在 $1/8 \times MIC$ 浓度下,安石榴苷能够抑制肠毒素基因 sea、溶血素基因 hla 和调节基因 $agrA$ 的转录。

综上所述,安石榴苷能够在一定程度上减少金黄色葡萄球菌多种毒力因子的产生,可以作为食品或饲料中一种良好的防腐添加剂,预防金黄色葡萄球菌引起的多种疾病。

参考文献

[1] 王铜,陶晓霞,孟凡亮,等. 金黄色葡萄球菌肠毒素检测方法新进展 [J]. 中国病原生物学杂志,2019,14 (12): 1475-1480.

[2] Larkin E A, Carman R J, Krakauer T, et al. *Staphylococcus aureus*: the toxic presence of a pathogen extraordinaire [J]. Current Medicinal Chemistry, 2009, 16 (30): 4003-4019.

[3] Mcneil J C, Hulten K G, Kaplan S L, et al. Decreased susceptibility to retapamulin, mupirocin and chlorhexidine among *Staphylococcus aureus* isolates causing skin-and-soft-tissue infection in otherwise healthy children [J]. Antimicrobial Agents and Chemotherapy, 2014, 58 (5): 2878-2883.

[4] Carter P E, Begbie K, Thomson-Carter F M. Coagulase gene variants associated with distinct populations of *Staphylococcus aureus* [J]. Epidemiology and Infection, 2003, 130 (2): 207-219.

[5] Li G, Qiao M, Guo Y, et al. Effect of subinhibitory concentrations of chlorogenic acid on reducing the virulence factor production by *Staphylococcus aureus* [J]. Foodborne Pathogens and Disease, 2014, 11 (9): 677.

[6] 罗艺晨, 黄利明, 杨颖, 等. 绿原酸抑制金黄色葡萄球菌机理研究 [J]. 西南大学学报（自然科学版）, 2016, 38 (3): 15-19.

[7] Qiu J, Feng H, Lu J, et al. Eugenol reduces the expression of virulence-related exoproteins in *Staphylococcus aureus* [J]. Applied and Environmental Microbiology, 2010, 76 (17): 5846-5851.

[8] Qiu J, Wang D, Xiang H, et al. Subinhibitory concentrations of thymol reduce enterotoxins A and B and alpha-hemolysin production in *Staphylococcus aureus* isolates [J]. PLoS One, 2010, 5 (3): e9736.

[9] Qiu J, Luo M, Dong J, et al. Menthol diminishes *Staphylococcus aureus* virulence-associated extracellular proteins expression [J]. Applied Microbiology and Biotechnology, 2011, 90 (2): 705-712.

[10] Qiu J, Wang J, Luo H, et al. The effects of subinhibitory concentrations of costus oil on virulence factor production in *Staphylococcus aureus* [J]. Journal of Applied Microbiology, 2011, 110 (1): 333-340.

[11] Qiu J, Zhang X, Luo M, et al. Subinhibitory concentrations of perilla oil affect the expression of secreted virulence factor genes in *Staphylococcus aureus* [J]. PLoS One, 2011, 6 (1): e16160.

[12] 钱静漪, 王梦茹, 张宁宁, 等. 亚抑菌浓度茅苍术挥发油对金黄色葡萄球菌毒力因子表达的抑制作用初步研究 [J]. 中国病原生物学

杂志，2014，9（5）：408-411.
[13] Worlitzsch D, Kaygin H, Steinhuber A, et al. Effects of amoxicillin, gentamicin, and moxifloxacin on the hemolytic activity of *Staphylococcus aureus in vitro* and *in vivo* [J]. Antimicrobial Agents and Chemotherapy, 2001, 45 (1): 196-202.
[14] Booth M C, Cheung A L, Hatter K L, et al. Staphylococcal accessory regulator (*sar*) in conjunction with agr contributes to *Staphylococcus aureus* virulence in endophthalmitis [J]. Infection and Immunity, 1997, 65 (4): 1550-1556.
[15] Chan P F, Foster S J. Role of SarA in virulence determinant production and environmental signal transduction in *Staphylococcus aureus* [J]. Journal of Bacteriology, 1998, 180 (23): 6232-6241.
[16] Mun S H, Kong R, Seo Y S, et al. Subinhibitory concentrations of punicalagin reduces expression of virulence-related exoproteins by *Staphylococcus aureus* [J]. FEMS Microbiology Letters, 2016, 363 (22).

第5章
亚致死浓度下安石榴苷对金黄色葡萄球菌生物膜形成的影响

5.1 引言

细菌生物膜（Biofilm）又称生物被膜，是指细菌在生长过程中附着于非生物或生物体表面，由自身产生的胞外聚合物（主要为多糖、蛋白质和胞外DNA）及其基质包裹的有三维结构的细菌群体。生物膜是细菌在长期进化过程中为适应外界环境而形成的一种生存方式。在自然界、工业环境（如食品加工厂）以及人类和动物的体内，大多数细菌是以生物膜的形式黏附在介质表面，而不是以浮游的状态存在[1]。与浮游菌相比，生物膜内的细菌在形态结构、生理生化特性、对药物的敏感性和致病性等方面均有所不同[2]。由于生物膜的保护作用，使生物膜内的细菌对消毒剂（或强氧化剂）、紫外线、重金属、抗生素、酸、碱、盐等不利环境具有更强的抵抗性。

生物膜既可以由单一细菌形成，也可以由多种细菌混合形成。在实验室开展的研究中，大多数只针对单一细菌生物膜，少数人研究了双菌群生物膜[3,4]，然而在自然界中多数生物膜是由混合菌形成的。生物膜中的多聚物主要是多糖、蛋白质和多价阳离子构成的复合物，它们相互之间牢固地凝聚在一起，从而形成了生物膜的基本支架。胞外DNA也是生物膜中的重要组分，对于其来源一般有两种解释：有些学者认为这些DNA是死亡的菌体裂解释放出来的，对生物膜的形成不是很关键；然而另外一种观点却认为，菌体在生物膜形成的过程中会主动释放DNA，其对生物膜结构的稳定发挥着不可忽视的作用[5]。

细菌生物膜的形成是一个动态的过程，一般认为包括附着、生长、成熟和分离四个阶段[6]。附着阶段主要是由高度亲和的黏附因子（如黏多糖、蛋白等）以及菌体的表面附属结构（如菌毛、鞭毛等）介导细菌附着在介质表面。在这一阶段的前期为可逆黏附，细菌借助范德华力、静电力和疏水作用等作用力附着在物体表面，此时的生物膜尚不稳定，容易被破坏；随后进入不可逆黏附阶段，细菌则通过它的附属结构来附着在接触表面上，这一阶段是形成生物膜的重要阶段。当细菌黏附到物体表面之后，在繁殖过程中分泌胞外多糖，将细菌粘连在一起形成微菌落，称为生物膜的生长阶段。微菌落的形成使生物膜增长壮大，同时有利于营养物质的交换和废物的排出。在这个过程中，蛋白质、多糖等黏附因子发挥了重要的作用。此阶段的生物膜较上一阶段，具有更强的抵抗逆境的能力。进入成熟阶段，细菌通过产生各种胞外聚合物形成厚度不均匀的生物膜结构。微生物的种类、黏附表面的性质、营养条件以及环境因素的不同，对生物膜的三维结构有一定的影响，生物膜可以呈现出各种不同的形态，有光滑平坦的、粗糙的、蓬松的、丝状的或蘑菇状的[7]。生物膜内细菌之间的紧密接触为信号分子的交流应答以及质粒的交换提供了有利的条件。生物膜成熟后，细菌由于受到自身内在机制的调控或者在外力作用下，可部分脱落而重新变为浮游状态，当再次遇到适合的介质表面，并且有适当的营养物质时，就又可以重新形成生物膜（图5-1）。细菌生物膜有三种可能的脱落方式，分别为游群扩散、聚众扩散和表面扩散，具体的调控机理目前尚不清楚[8]。

生物膜在临床上是一大难题。细菌在形成生物膜之后，其数量显著增加，并且能够逃逸免疫系统的识别和巨噬细胞的吞噬，还能降低对药物的敏感性，人体内的龋齿、囊性纤维化肺炎、支气管炎等疾病都与生物膜相关。一些细菌会在医疗器械表面形成生物膜，使患者在治疗疾病的过程中还有可能受到感染，关节假体、导管、心脏起搏器等体内植入性医疗设备均有生物膜相关感染的风险[9]。由于生物膜附着于机体表

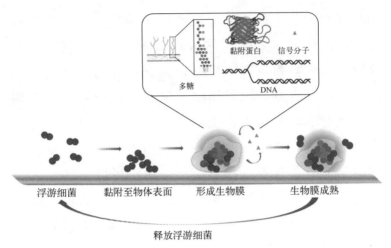

图 5-1　生物膜的发展过程

面难以清除，导致疾病总是反复发作、久治不愈。生物膜也给食品工业带来了很大的安全隐患。研究表明，一些食源性致病菌能够在食品表面、食品加工机械表面和管道内、食品加工环境和食品包装材料上定植、生长并形成生物膜，经常导致管道腐蚀或产品污染，由于其难以清除，这就使消费者面临食物中毒或感染疾病的风险，以及带来巨大的经济损失[10]。

　　金黄色葡萄球菌的生物膜中混合有很多种胞外蛋白和毒素，被认为是一种巨大的毒力因子。金葡菌生物膜的形成是一个多因子参与、多基因调控的过程，各个因素之间相互作用形成一个复杂的调控网络[11]。在生物膜形成的过程中，由 ica 操纵子（包括 $icaAD$-

BC 四个功能基因和 icaR 调节基因）编码的细胞间多糖黏附素（PIA）起着重要的作用。PIA 由两种多聚糖构成，主要作用是调控细菌之间的黏附，促进细菌的聚集。ica 操纵子的表达受多个基因，如 σ 因子（sigB）、葡萄球菌辅助调节子（Staphylococcal accessory regulator，sar）和辅助基因调节因子（Accessory gene regulator，agr）的调控，而且三者之间存在着相互作用。sigB 主要的作用是调节细菌在应激条件下的基因表达，在生物膜形成中发挥重要的调控作用。sar 操纵子主要由 sarABC 组成，编码三种调节蛋白，分别调控细菌在不同生长阶段的胞内外蛋白的表达。agr 的主要作用机理是上调自动诱导多肽的表达，增强生物膜的解离，在这个过程中还需要胞外蛋白酶的作用[12]。除了 PIA，在金黄色葡萄球菌生物膜的形成过程中，胞外 DNA 也起着重要的作用。此外，还有许多细胞表面和分泌蛋白，如生物膜相关蛋白（Biofilm-associated protein，Bap）、胶原结合蛋白（Collagen binding protein，Cna）、纤维蛋白原结合蛋白（Fibrinogen binding protein，Fib）、层粘连蛋白结合蛋白（Laminin binding protein，Eno）、弹性蛋白结合蛋白（Elastin binding protein，Ebp）、纤维蛋白结合蛋白（Fibronectin binding protein，Fnbp）、凝聚因子（Clumping factor，Clf）等也发挥着不可忽视的作用[13,14]。

金黄色葡萄球菌能形成耐药性强的生物膜,给食品、医疗等领域带来严重的安全隐患,寻找天然、有效、安全的抗菌剂来控制和消除生物膜是食品安全领域的研究热点。据报道,香芹酚[15]、厚朴酚[16]、银杏酸[17]、黄芩素[18]、肉桂醛[19]、丁香精油[20]等能够抑制金黄色葡萄球菌生物膜的形成或对已形成生物膜具有清除作用。安石榴苷对金黄色葡萄球菌具有很强的抑菌作用,但对其生物膜形成的影响却未见报道。因此,本章重点研究了安石榴苷对金黄色葡萄球菌生物膜形成的影响,分别采用结晶紫染色法、MTT染色法、菌落计数法测定安石榴苷对金黄色葡萄球菌在酶标板上形成生物膜的抑制作用,采用冷场发射扫描电子显微镜和激光共聚焦扫描电子显微镜观察金黄色葡萄球菌在玻璃片表面形成生物膜的形态,采用反转录实时荧光定量PCR测定安石榴苷对生物膜相关基因表达的影响。

5.2 材料与方法

5.2.1 试剂与仪器

安石榴苷(纯度≥98%):成都曼思特生物科技有限公司。胰蛋白胨大豆肉汤、胰蛋白胨大豆琼脂:北京陆桥技术股份有限公司。结晶紫:天津市科密欧化学试剂有限公司;蔗糖:西陇化工股份有限公司。SYTO 9绿色荧光核酸染料:美国Thermo Fisher公司。碘化丙啶(PI)染料、琼脂糖、溶葡萄球菌素:美国Sigma公司。噻唑蓝(MTT):北京索莱宝科技有限公司。二甲基亚砜:天津市力化学试剂有限公司。0.22μm孔径无菌滤膜:美国Millipore公司。EasyTaq DNA Polymerase:北京全式金生物技术有限公司。RNA提取试剂盒(Code No. DP430):天根生化科技(北京)有限公司。反转录试剂盒(Code No. RR037A)、SYBR荧光定量试剂盒(Code No. DRR820S):宝生物工程(大连)有限公司。引物由上海捷瑞生物工程有限公司合成。RNA酶/DNA酶清除剂:上海碧云天生物技术有限公司;96、24、12孔细胞培养板:美国Corning公司。石英砂(二氧化硅):成都市科龙化工试剂厂。溶菌酶:美国Amresco公司。其他试剂均为分析纯。

主要试剂的配制:

(1) MTT溶液 称取MTT粉末溶解于PBS缓冲液中,配成5mg/mL的母液,使用0.22μm无菌滤膜过滤灭菌,4℃避光保存。

(2) 安石榴苷溶液 准确称取安石榴苷粉末,溶于无菌去离子水中,配成1mg/mL的母液,使用0.22μm孔径无菌滤膜过滤除菌,4℃避光保存。

(3) 2×胰蛋白胨大豆肉汤 称取60.0g于1L蒸

馏水中，混匀至完全溶解，121℃高压灭菌 25min，4℃保存，备用。

（4）2×胰蛋白胨大豆肉汤/4%蔗糖溶液 称取 60.0g 于 1L 蒸馏水中，加入 40g 蔗糖，混匀至完全溶解，121℃高压灭菌 25min，4℃保存，备用。

（5）磷酸盐缓冲液、5×TBE 缓冲液的配制同前。

仪器名称	型号	生产厂家
恒温培养箱	DPX-9082B-2	上海福玛实验设备有限公司
台式恒温振荡器	TH2-312	上海精宏实验设备有限公司
超净工作台	YT-CJ-IND	北京亚泰科隆仪器技术有限公司
冷冻离心机	5804R	德国 Eppendorf 公司
微量移液枪	SB4200DT	德国 Eppendorf 公司
自动生长曲线分析仪	BioscreenC	芬兰 Bioscreen 公司
PCR 仪	9600	珠海黑马医学仪器有限公司
实时荧光定量 PCR 仪	iQ5	美国 Bio-Rad 公司
PowerPac 基础电泳仪	1645050	美国 Bio-Rad 公司
酶标仪	680	美国 Bio-Rad 公司
超微量核酸分析仪	Nano-200	杭州奥盛仪器有限公司
冷场发射扫描电子显微镜	S-4800	日本日立公司

| 激光共聚焦显微镜 | A1R | 日本尼康公司 |
| 其他仪器 | 同前 | |

5.2.2 菌种活化及菌悬液制备

金黄色葡萄球菌 ATCC29213,购于美国模式培养物集存库,保存于含有 25% 甘油的 TSB 中,置于 -80 ℃冰箱。实验前,从冰箱中取出菌液,用接种环划线接种于 TSA 琼脂培养基上,37℃活化培养 24h。挑取单个菌落于装有 TSB 液体培养基的试管中,37℃振荡培养 12h,使用分光光度计将菌悬液的吸光度调至 $OD_{600nm}=0.5$。将安石榴苷母液用无菌蒸馏水稀释至 1/32、1/16、1/8×MIC,加入等体积的 2 倍浓度的 TSB 培养基(含 4% 蔗糖),以获得终浓度分别为 1/64、1/32、1/16×MIC 的含有安石榴苷的 TSB 溶液(含 2% 蔗糖),以不含安石榴苷的 TSB 溶液作为阳性对照,接入 1% 的上述菌悬液(约含 10^6 CFU/mL),混合均匀。

5.2.3 亚抑菌浓度下生长曲线的测定

将制备好的含有不同浓度安石榴苷的菌悬液分别加入 100 孔酶标板中,每孔 200μL,各五个平行,以对应浓度的含有安石榴苷的无菌培养液作为阴性对照。将酶标板置于自动生长曲线分析仪中,培养温度设定为37℃,每隔1h测定一次600nm波长下的吸光度,共培养24h。然后处理数据,以时间为横坐标、菌悬液的吸光值为纵坐标,绘制生长曲线。

5.2.4 结晶紫染色法检测安石榴苷对生物膜形成的影响

将制备好的含有不同浓度安石榴苷的菌悬液分别加到96孔板中,每孔200μL,以对应浓度的含有安石榴苷的无菌培养液作为阴性对照。将96孔板置于37℃培养箱中培养,24h后用酶标仪测定630nm处的吸光度。移除菌悬液,用PBS轻柔漂洗3次,洗去培养基以及浮游的菌体,在60℃烘箱中干燥20min。在每个孔中加入250μL浓度为1%的结晶紫溶液,37℃下染色5min。弃去多余染料,用蒸馏水轻柔漂洗3次,洗去未结合至生物膜上的结晶紫,在60℃烘箱中干燥20min。加入250μL 33%的醋酸溶液溶解生物膜上结合的结晶紫染料,5min后在酶标仪上测定570nm处的吸光度。相对生物膜形成能力以生物膜形成指数(biofilm formation index,BFI)表示[21],用以下公式计算:

$$BFI = (S - SC)/(G - GC) \quad 式(5\text{-}1)$$

式中,S 为染色后 OD_{570};SC 为染色后空白对照 OD_{570};G 为培养后 OD_{630};GC 为培养后空白对

照 OD_{630}。

5.2.5 MTT 染色法检测安石榴苷对生物膜代谢的影响

参照 Jadhav 等[22]的方法检测安石榴苷对生物膜代谢的影响。将制备好的含有不同浓度安石榴苷的菌悬液分别加入 96 孔板中，每孔 $200\mu L$。将 96 孔板置于 37℃培养箱中培养，24h 后移除菌悬液，用 PBS 轻柔漂洗 3 次，每孔加入 $250\mu L$ 0.5mg/mL 的 MTT 溶液，37℃孵育 3h，去掉 MTT，加入 $250\mu L$ 二甲基亚砜溶解，于 570nm 波长下测定吸光值。

5.2.6 生物膜中活菌的计数

将含有不同浓度安石榴苷的菌悬液接种于 24 孔板中，每孔 2mL，37℃培养 24h。去掉上清液，加入 PBS 缓冲液小心清洗 3 次，每次 2mL，最后加入 2mL PBS，然后用无菌棉签将生物膜抹擦下来，充分混匀后进行系列 10 倍梯度稀释。取不同稀释倍数的液体 $100\mu L$ 涂布于 TSA 培养基上，37℃培养 24h 后进行菌落计数。

5.2.7 扫描电镜观察生物膜的形态

将盖玻片用蒸馏水清洗干净后，121℃灭菌

25min。将含有不同浓度安石榴苷的菌悬液分别加入预先放置有无菌小盖玻片的12孔板中,每孔2mL,以不含安石榴苷的培养液作为阳性对照,置于37℃培养箱中静置培养24h。弃去培养基,分别用2mL PBS缓冲液轻柔漂洗3次,洗去浮游状态的细菌,然后将盖玻片置于2.5%的戊二醛溶液(以PBS配制)中,在4℃下固定5h,然后用PBS洗涤3次,接下来用1%的锇酸溶液固定5h。洗去锇酸,将盖玻片置于不同浓度(30%、50%、70%、80%、90%和100%)的乙醇溶液中逐步脱水处理,每次10min,在通风橱中放置过夜,自然风干。最后,将盖玻片粘在载物台上,使用离子溅射仪在盖玻片表面喷金镀膜,用扫描电镜观察生物膜的形态结构,并拍照记录。

5.2.8 激光共聚焦显微镜观察生物膜的形态

将含有不同浓度安石榴苷的菌悬液分别加入预先放置有小盖玻片的12孔板中,以不含安石榴苷的培养液作为阳性对照,置于37℃培养箱中培养24h。弃去培养基,分别用2mL PBS缓冲液轻柔漂洗3次,洗去浮游状态的细菌,将盖玻片置于新的12孔板中,加入1mL SYTO 9和碘化丙啶荧光染料混合液,避光孵育15min,然后在激光共聚焦显微镜下观察生物膜的形成情况。分别采用绿色通道接收 SYTO 9 信号（表征活菌）和红色通道接收碘化丙啶信号（表征死菌）。

5.2.9 细菌表面疏水率测定

细菌表面疏水性的测定参考 Tang 等[23] 的方法并略作修改。过夜培养的细菌经 PBS 洗涤后重悬（10^7 CFU/mL）。然后，将悬液接种于含有相应浓度安石榴苷（0、1/64、1/32、1/16×MIC）的 TSB 中。取 1mL 正己烷加入 2mL 混悬液充分混合并剧烈震荡 1min，然后在 37℃孵育 15min。提取下方的水层，在 600nm 波长下测定吸光度值。使用以下公式计算细胞表面的疏水性：

$$疏水率(\%) = (A_1 - A_2)/A_1 \times 100\% \quad 式（5-2）$$

式中，A_1 为菌悬液的初始吸光度值；A_2 为处理后水层的吸光度值。

5.2.10 qRT-PCR

（1）引物设计及特异性检测　实验所用的引物见表 5-1，由上海捷瑞生物工程有限公司合成。

引物特异性检测时，DNA 模板的制备、PCR 反应体系、PCR 反应条件和电泳条件同 4.2.7。

表 5-1　qRT-PCR 引物

基因	作用或产物	引物(5′-3′)	引物序列来源
16S rRNA	内参基因	F, GCTGCCCTTTGTATTGTC R, AGATGTTGGGTTAAGTCCC	(Qiu et al. 2010a)
agrA	二元调控系统	F, TGATAATCCTTATGAGGTGCTT R, CACTGTGACTCGTAACGAAAA	(Qiu et al. 2010a)
sarA	葡萄球菌辅助调节子	F, TGTTATCAATGGTCACTTATGCTG R, TCTTTGTTTTCGCTGATGTATGTC	(Jia et al. 2011)
icaA	细胞间多糖黏附素	F, GTGAGCCGGTACTGATCCTG R, AACAGAGGTAAAGCCAACGCACTC	(Ma et al. 2012)
cidA	胞外 DNA	F, AGCGTAATTTCGGAAGCAACATCC R, TACCGCTAACTTGGGTAGAAGACG	(Ma et al. 2012)
fnbA	纤维蛋白结合蛋白	F, AAAATTGGGAGCAGCATCAGT R, GCAGCTGAATTCCCATTTTC	(Atshan et al. 2013)
clfA	黏附素聚簇因子	F, ACCCAGGTTCAGATTCTGGCAGCG R, TCGCTGAGTCGGAATCGCTTGCT	(Atshan et al. 2013)

续表

基因	作用或产物	引物（5′-3′）	引物序列来源
clfB	黏附素簇集因子	F, AACTCCAGGGCCGCCGTTG R, CCTGAGTCGCTGTCTGAGCCTGAG	(Atshan et al. 2013)
fib	纤维蛋白原结合蛋白	F, CGTCAACAGCAGATGCGAGCG R, TGCATCAGTTTTCGCTGCTGGTTT	(Atshan et al. 2013)
ebps	弹性蛋白结合蛋白	GGTGCAGCTGGTGCAATGGGTGT GCTGCGCCTCCAGCCAAACCT	(Atshan et al. 2013)
eno	层粘连蛋白结合蛋白	TGCCGTAGGTGACGAAGGTGGTT GCACCGTGTTCGCCTTCGAACT	(Atshan et al. 2013)
sigB	σB调控因子	TCAGGCGGTTAGTTCATCGCTCACT GTCCTTTGAACGGAAGTTTGAAGCC	(Ma et al. 2012)

(2) RNA 的提取　将按照 5.2.1 的方式进行处理，然后置于 37℃ 静置培养 24h，取 1mL 菌液于 12000r/min 离心 2min，无菌水洗涤 1 次，弃上清，按照天根细菌/细胞 RNA 提取试剂盒的说明进行细菌 RNA 的提取，由于金黄色葡萄球菌很难破壁，在操作中加入了溶葡萄球菌素处理和石英砂震荡破碎的步骤。用微量核酸蛋白测定仪测定 RNA 的浓度和纯度，然后进行反转录反应。

(3) 反转录反应　用 TaKaRa PrimeScript TM RT reagent Kit（Perfect Real Time）反转录试剂盒将总 RNA 反转录为 cDNA 并于 －20℃ 保存。反转录反应体系如下：

试剂名称	使用量
5×PrimeScript Buffer	$2\mu L$
PrimeScript RT Enzyme Mix I	$0.5\mu L$
Oligo dT Primer（$50\mu M$）	$0.5\mu L$
Random 6 mers（$100\mu M$）	$0.5\mu L$
Total RNA	
RNase Free dH$_2$O	加至 10

注：反应体系按需求放大，$10\mu L$ 体系最大使用 500ng 总 RNA。

在 PCR 仪上进行反转录反应，反应条件为

37℃，15min（反转录反应）

85℃，5s（反转录酶的失活反应）

(4) qRT-PCR　使用 Bio-Rad iQ5 进行 qRT-PCR

反应，体系如下：

试剂	使用量
SYBR Premix Ex Taq Ⅱ	12.5μL
上游引物（10μmol/L）	1.0μL
下游引物（10μmol/L）	1.0μL
cDNA 溶液	2.0μL
灭菌蒸馏水	8.5μL
合计	25.0μL

反应条件为：

95℃、30s	1 个循环	
95℃、5s；55℃、30s；72℃、30s	40 个循环	荧光定量
95℃、15s；	1 个循环	
60~90℃、30s	71 个循环	溶解曲线

所有供试样品 3 个平行，并以 16S rRNA 基因作为内参，采用 $2^{-\Delta\Delta C_t}$ 法分析基因的相对表达量。试验重复 3 次，用 SPSS 19.0 统计软件处理数据，结果以平均值±标准差表示；用 Tukey 法进行差异显著性分析，$P<0.05$ 表示差异显著，$P<0.01$ 表示差异极显著。

5.3 结果与分析

5.3.1 亚抑菌浓度的安石榴苷对细菌生长的影响

在亚抑菌浓度下，安石榴苷对金黄色葡萄球菌生长的影响如图 5-2 所示。可见,在所测试的浓度下(1/64、1/32、1/16×MIC),安石榴苷对金黄色葡萄球菌的生长的影响不大。所有处理组的菌株在经过约 2h 的延滞期后,迅速进入了对数生长期,并在 8h 内达到稳定期。由于安石榴苷本身有颜色,对吸光度的影响干扰比较大,在此不采用比色法测量高浓度的安石榴苷对细菌生长的影响。

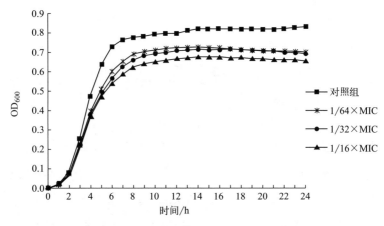

图 5-2 亚抑菌浓度的安石榴苷对金黄色葡萄球菌生长的影响

5.3.2 结晶紫染色法反映的抗生物膜效果

结晶紫染色法是利用结晶紫能够与生物膜中的胞外基质牢固结合的原理,使用结晶紫给菌株染色,洗去多余的结晶紫之后,将其溶于一定浓度的乙酸或者乙醇溶液中,通过分光光度计或酶标仪测量吸光值,根据吸光值的大小判断细菌生物膜形成能力的强弱。安石榴苷对金黄色葡萄球菌生物膜的抑制效果如图 5-3 所示。未加安石榴苷的对照组的生物膜形成指数高达 3.671,加入浓度为 1/64×MIC 的安石榴苷后,生物膜形成指数降至 1.950,抑制率达 46.9%。随着加入的安石榴苷浓度的增加,生物膜抑制作用显著增强,在大于 1/32×MIC 浓度下,生物膜抑制率均达到 90% 以上。实验结果表明,安石榴苷能有效抑制金黄色葡萄球菌在 96 孔板上形成生物膜。

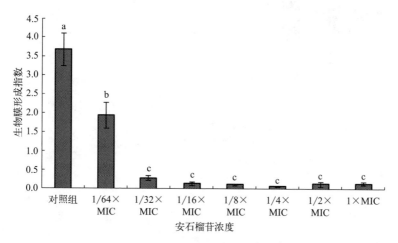

图 5-3　结晶紫染色法测定生物膜的形成

(不同字母代表差异显著,$P<0.05$)

5.3.3 MTT染色法显示的抗生物膜效果

MTT染色法反映的是生物膜内活菌的代谢情况，结果如图5-4所示，在$1/64\times$MIC浓度下安石榴苷对生物膜内细菌的代谢作用具有明显的抑制效果，随着安石榴苷浓度的增加，抑制作用增强。实验结果与结晶紫染色法具有高度一致性。

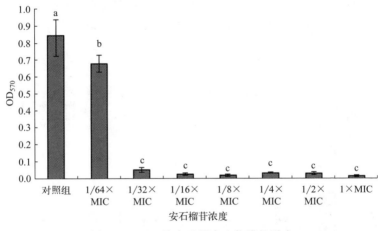

图5-4 MTT染色法测定生物膜的形成

（不同字母代表差异显著，$P<0.05$）

5.3.4 生物膜中活菌的数量

在评价安石榴苷对金黄色葡萄球菌生物膜的抑制作

用实验中，还采用了菌落计数法直接测定生物膜中活菌的数量，以此来反映对生物膜的抑制作用。菌落计数法，顾名思义，是一种通过对生物膜中菌体的数量进行统计从而量化生物膜的一种研究方法。利用超声波或者涡旋震荡等机械方法可以将生物膜从其黏附的固体表面上分离下来，将菌液涂布在平板上，通过对菌落形成单位（Colony forming units，CFU）进行计数，从而可以得到生物膜内的活菌数量[24]。如图5-5所示，未加入安石榴苷的空白对照组中生物膜内的活菌数高达$10^7 \sim 10^8$ CFU/mL。加入安石榴苷后，由于生物膜的形成受到了抑制，在$1/8 \times$ MIC浓度下生物膜中的活菌数降为$10^5 \sim 10^6$ CFU/mL，抑制率为99.5%。

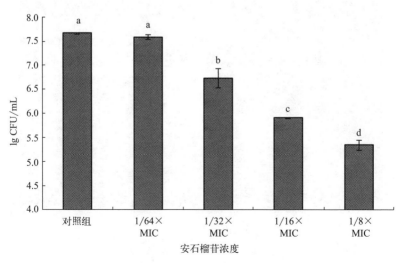

图5-5 生物膜中活菌计数（不同字母代表差异显著，$P < 0.05$）

5.3.5 扫描电镜观察安石榴苷对金黄色葡萄球菌生物膜的影响

用扫描电镜观察安石榴苷对金黄色葡萄球菌ATCC 29213生物膜形成的影响,结果如图5-6所示。图5-6(A)中,菌体在盖玻片表面紧密地黏附在一起,且互相堆叠,显示了菌株较强的生物膜形成能力;与图5-6(A)相比,图5-6(B)~图5-6(D)中的

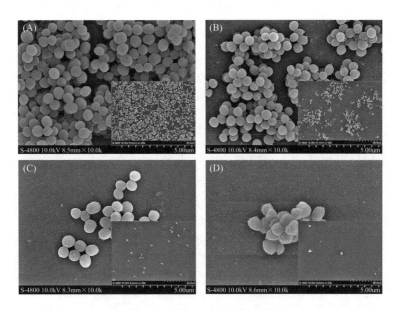

图5-6 扫描电子显微镜图谱

(A)对照组;(B)1/64×MIC;(C)1/32×MIC;(D)1/16×MIC

(大图放大倍数为10000倍,小图放大倍数为1500倍)

菌体在越来越高浓度的安石榴苷的作用下，菌体之间黏附愈发松散，分布逐渐稀疏，并且呈现堆叠状态的菌株也越来越少，图 5-6(C) 和图 5-6(D) 视野内仅可见少量单个细菌黏附在玻璃片上，本实验直观地说明了安石榴苷对金黄色葡萄球菌生物膜形成的抑制作用。

在较高的放大倍数下，可以清楚地看到对照组菌体密集、表面光滑，安石榴苷处理组菌体疏松、表面粗糙，附着有一层聚合物。

5.3.6　激光共聚焦显微镜观察安石榴苷对金黄色葡萄球菌生物膜的影响

采用激光共聚焦显微镜直观地观察了安石榴苷对金黄色葡萄球菌生物膜形成的抑制作用。由图 5-7 可以看出，空白对照组的荧光强度明显高于安石榴苷作用后的各个实验组。空白对照组中可以看到大量金黄色葡萄球菌聚集成片，经过安石榴苷作用后，金黄色葡萄球菌形成生物膜的能力显著降低，仅有少量细菌黏附在盖玻片表面形成生物膜，且随着安石榴苷浓度的增大，生物膜形成量减少。所有处理组中活菌的比例占大部分（绿色），仅有极少量为死菌（红色）。

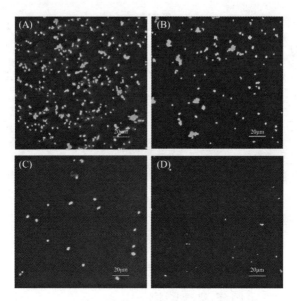

图 5-7 激光共聚焦显微镜图谱
(A) 对照组;(B) 1/64×MIC;(C) 1/32×MIC;(D) 1/16×MIC

5.3.7 安石榴苷对金黄色葡萄球菌表面疏水率的影响

附着阶段对细菌生物被膜的形成至关重要,细菌的表面疏水性与其黏附能力密切相关。如图 5-8 所示,对照组与 1/64×MIC 安石榴苷处理组的疏水率之间没有显著差异,然而在 (1/64~1/16)×MIC 的浓度范围内,采用安石榴苷处理后,金黄色葡萄球菌的表面疏水性以剂量依赖的方式显著降低 ($P<0.05$)。在 1/16×MIC 浓度作用下,其疏水率下降至 37.2%,这

可能导致其黏附能力的降低并干扰生物被膜的形成。类似地,牡荆素在 26μg/mL 的浓度下显著降低了金黄色葡萄球菌的表面疏水性[25]。

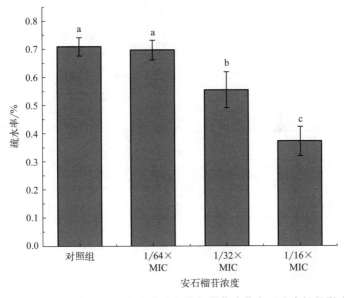

图 5-8　不同浓度安石榴苷处理对金黄色葡萄球菌表面疏水性的影响
(不同字母代表差异显著,$P<0.05$)

5.3.8　安石榴苷对金黄色葡萄球菌生物膜相关基因转录水平的影响

采用琼脂糖凝胶电泳对 PCR 扩增产物进行检测,证明每对引物均具有良好的特异性,可以用于后续的

qRT-PCR 实验。

经 qRT-PCR 检测后的溶解曲线如图 5-9 所示，可以清楚地看出，每个基因的溶解曲线均为单峰，再次说明所有基因的引物的特异性强，扩增产物单一。

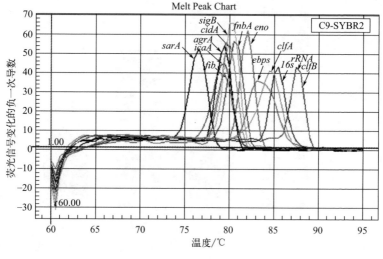

图 5-9　qRT-PCR 溶解曲线

安石榴苷对金黄色葡萄球菌生物膜相关基因表达的影响如图 5-10 所示。经 1/32 和 1/16×MIC 的安石榴苷处理后，所检测的 11 个基因中，有 7 个基因的表达量均没有显著差异（$P<0.05$）；有两个基因的表达量显著上升，分别为 $icaA$、$cidA$；有两个基因的表达量显著下降，分别为 fib、$ebps$。

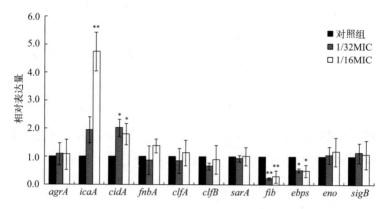

图 5-10　安石榴苷对金黄色葡萄球菌生物膜相关基因表达的影响
（*表示差异显著，$P<0.05$；**表示差异极显著，$P<0.01$）

本研究中采用反转录实时荧光定量 PCR 技术，检测了安石榴苷对 11 种生物膜相关基因表达的影响。结果表明，经安石榴苷作用后，$icaA$ 和 $cidA$ 基因表达显著升高，fib、$ebps$ 基因表达显著降低，其余基因表达无显著变化。然而，在研究其他天然产物对金黄色葡萄球菌生物膜形成的影响的报道中，不同的天然产物对生物膜相关基因的表达各不相同。比如，王晓红[26]研究发现亚抑菌浓度的桃柁酚能够抑制金黄色葡萄球菌生物膜的形成，生物膜相关基因 $icaA$、$agrA$ 的表达下调，$cidA$、$sarA$ 的表达先上升后下降。Lee 等[27]证实了槲皮素和单宁酸能够抑制 $icaA$ 和 $icaD$ 基因的表达，从而抑制金黄色葡萄球菌生物膜的形成。然而，生物膜的形成是多个基因调节和多种因子共同参与的过程，是多种因素综合作用的结果，它们之间的相互作用形成了一个错综复杂的调控网络。如果只针对几个基因的表达进行研究，从而解释对生物膜的抑制机理，具有一定的片面性。随着技术的发展，可以通过RNA测序的方法对基因组表达进行全面研究，另外在研究中，应将药物浓度、作用时间、菌株差异等因素考虑在内。

5.4 小结

生物膜的检测方法有很多，但每种方法各有优缺点。微孔板结晶紫染色法操作简单、成本低，但在操作过程中冲洗浮游菌用力过大会对细菌生物膜产生冲击破坏，过轻则菌体冲洗不干净；MTT法与结晶紫染色法操作类似，但原理不同，反映的是生物膜内活菌的代谢情况；菌落计数法能直接反映生物膜内的活菌数量，但生物膜中的细菌难以完全洗脱下来，经常需要借助机械作用才能将其解离，并需要通过多次重复以减小实验误差；扫描电子显微镜法可以直观地观察到生物膜的结构，但需要对样品进行固定、脱水、喷金等处理，对生物膜的结构有一定的影响；激光共聚焦显微镜法对样本产生的物理及化学性破坏很小，特别适合于细菌生物膜原位结构的观察。本研究中分别采用了以上四种方法，探索了安石榴苷对金黄色葡萄球菌生物膜形成的影响。结果表明，亚抑菌浓度的安石榴苷能明显抑制金黄色葡萄球菌形成生物膜，并且随着加药浓度增大，对生物膜结构的破坏作用增强。

（1）在静置培养条件下，1/64、1/32、1/16×MIC 的安石榴苷对金黄色葡萄球菌生长的抑制作用比较弱。

（2）通过结晶则染色法、MTT 法和菌落计数法研究发现，随着安石榴苷浓度的增加，对生物膜的抑制效果增强，生物膜内细菌数量减少。

（3）扫描电子显微镜和激光共聚焦显微镜结果直观地说明了安石榴苷抑制金黄色葡萄球菌生物膜的形成；且在扫描电镜下，可以看到经安石榴苷处理的细菌表面形态发生明显变化。

（4）安石榴苷以剂量依赖的方式降低金黄色葡萄球菌的表面疏水率。

（5）在 1/32 和 1/16×MIC 浓度下，安石榴苷抑制 fib、$ebps$ 基因表达，增强 $icaA$、$cidA$ 基因表达，对 $agrA$、$fnbA$、$clfA$、$clfB$、$sarA$、eno 和 $sigB$ 基因表达无显著影响。

总之，亚抑制浓度的安石榴苷能够抑制金黄色葡萄球菌生物膜的形成，其作用机制可能是改变细菌的表面结构，阻碍其黏附聚集成生物膜；干扰生物膜相关基因的表达，使形成生物膜的相关蛋白表达受到影响，从而减少生物膜的形成。

安石榴苷良好的抗生物膜性能，以及安全无毒的优势，使其在食品防腐保鲜领域拥有着广阔的应用前景。

参考文献

[1] 郭庆昕，陈长贤，饶华春，等．复方三黄液对铜绿假单胞菌体外抑菌及抑膜效果实验观察［J］．医学理论与实践，2015，（19）：2677-2679.

[2] 汪长中．2010．中药抗细菌生物膜研究进展［J］．中国中药杂志，35（4）：521-524.

[3] Liu N T, Bauchan G R, Francoeur C B, et al. *Ralstonia insidiosa* serves as bridges in biofilm formation by foodborne pathogens *Listeria monocytogenes*, *Salmonella enterica*, and Enterohemorrhagic *Escherichia coli* ［J］. Food Control, 2016, 65: 14-20.

[4] Xu Y, Nagy A, Bauchan G, et al. Enhanced biofilm formation in dual-species culture of *Listeria monocytogenes* and *Ralstonia insidiosa* ［J］. AIMS Microbiology. 2017, 3（4）：774-783.

[5] 唐婳，刘国生，谢志雄，等．细菌生物膜的结构及形成机制研究进展［J］．氨基酸和生物资源，2006，28（3）：30-33.

[6] 干霞芳，李蒙英．生物膜和生物膜形成菌的研究［J］．安徽大学学报（自科版），2007，31（6）：91-94.

[7] Flemming H C, Wingender J. The biofilm matrix ［J］. Nature Reviews Microbiology, 2010, 8（9）：623-633.

[8] Luanne H S, Paul S. Biofilm formation and dispersal and the trans-

mission of human pathogens [J]. Trends in Microbiology, 2005, 13 (1): 7-10.

[9] Hallstoodley L, Costerton J W, Stoodley P. Bacterial biofilms: from the natural environment to infectious diseases [J]. Nature Reviews Microbiology, 2004, 2 (2): 95-108.

[10] 陈小雪, 陈晶瑜, 韩北忠. 食品加工过程中细菌生物被膜的危害及控制 [J]. 中国酿造, 2016, 35 (1): 1-4.

[11] Peng Q, Tang X, Dong W, et al. A review of biofilm formation of *Staphylococcus aureus* and its regulation mechanism [J]. Antibiotics, 2023, 12, 12.

[12] Boles B R, Horswill A R. Agr-mediated dispersal of *Staphylococcus aureus* biofilms [J]. PLoS Pathogens, 2008, 4 (4): e1000052.

[13] Tang J, Chen J, Li H, et al. Characterization of adhesin genes, Staphylococcal nuclease, hemolysis, and biofilm formation among *Staphylococcus aureus* strains isolated from different sources [J]. Foodborne Pathogens and Disease, 2013, 10 (9): 757-763.

[14] 陈曦伟, 崔玉东, 张华, 等. 金黄色葡萄球菌生物膜形成的研究进展 [J]. 黑龙江畜牧兽医, 2011 (6): 34-36.

[15] Nostro A, Cellini L, Zimbalatti V, et al. Enhanced activity of carvacrol against biofilm of *Staphylococcus aureus* and *Staphylococcus epidermidis* in an acidic environment [J]. Apmis, 2012, 120 (12): 967-973.

[16] Wang D, Jin Q, Xiang H, et al. Transcriptional and functional analysis of the effects of magnolol: inhibition of autolysis and biofilms in *Staphylococcus aureus* [J]. PLoS One, 2011, 6 (10): e26833.

[17] Lee J H, Kim Y G, Shi Y R, et al. Ginkgolic acids and *Ginkgo*

biloba extract inhibit *Escherichia coli* O157：H7 and *Staphylococcus aureus* biofilm formation [J]. International Journal of Food Microbiology，2014，17447-17455.

[18] 杜仲业，陈一强，孔晋亮，等．黄芩素对金黄色葡萄球菌生物膜抑制作用的体外研究 [J]．中国现代医学杂志，2012，22（12）：19-23.

[19] Jia P，Xue Y J，Duan X J，et al. Effect of cinnamaldehyde on biofilm formation and *sarA* expression by methicillin-resistant *Staphylococcus aureus* [J]. Letters in Applied Microbiology，2011，53（53）：409-416.

[20] 崔海英，周慧，刘延涛，等．丁香精油对金黄色葡萄球菌生物膜的抑制作用研究 [J]．中国食品添加剂，2015，(12)：55-59.

[21] García-Heredia A，García S，Merino-Mascorro J Á，et al. Natural plant products inhibits growth and alters the swarming motility, biofilm formation, and expression of virulence genes in enteroaggregative and enterohemorrhagic *Escherichia coli* [J]. Food Microbiology，2016，59124-59132.

[22] Jadhav S，Shah R，Bhave M，et al. Inhibitory activity of yarrow essential oil on *Listeria* planktonic cells and biofilms [J]. Food Control，2013，29（1）：125-130.

[23] Tang C，Chen J，Zhang L，et al. Exploring the antibacterial mechanism of essential oils by membrane permeability, apoptosis and biofilm formation combination with proteomics analysis against methicillin-resistant *Staphylococcus aureus*. International Journal of Medical Microbiology，2020，310：151435.

[24] 李京宝，韩峰，于文功．细菌生物膜研究技术 [J]．微生物学报，2007，47（3）：558-561.

[25] Das M C，Samaddar S，Junaid J J，et al. Vitexin alters *Staphylo-*

coccus aureus surface hydrophobicity to obstruct biofilm formation. Microbiological Research，2022，263：127126.

[26] 王晓红. 桃柁酚对金黄色葡萄球菌生物膜形成的影响及其分子机制研究 [D]. 杨凌：西北农林科技大学，2012.

[27] Lee J H，Park J H，Cho H S，et al. Anti-biofilm activities of quercetin and tannic acid against *Staphylococcus aureus* [J]. Biofouling，2013，29（5）：491.

第6章

亚致死浓度下安石榴苷对金黄色葡萄球菌蛋白组表达的影响

6.1 引言

21世纪以来,生命科学的研究进入了一个崭新的时代,它是一个以"组学"为研究单位的高通量的研究时代,主要包括基因组学、转录组学、蛋白质组学以及糖组学等[1]。1994年,来自澳大利亚的学者Williams及其同事首次提出了蛋白质组(Proteome)这一名词,它是由蛋白质(Protein)与基因组(Genome)两个词相结合,指的是一个基因组所表达的全部蛋白质。蛋白质组学研究的内容比较广,涵盖了蛋白质的鉴定和定量分析、蛋白质的差异表达、翻译后修饰、亚细胞定位、生理功能及蛋白质相互作用的网络等。在后基因组时代,蛋白质组学已经逐渐成为生命科学领域的研究热点[2]。2000年以来,在数据库中以"定量蛋白质组学"为搜索关键词每年可检索的相关文献数目增长极为迅速[3]。

蛋白质组学的迅猛发展离不开质谱技术的发展。质谱技术由于具有高通量、高分辨率、高灵敏度等优势，已经成为当前定量蛋白质组学研究中最具活力和发展潜力的技术。基于质谱的定量分析的过程是首先将蛋白质酶解成肽段，然后提取肽段的质谱信息，再将其还原成蛋白质的定量信息。采用这一方法的前提是必须能够精确测定多肽的质量以及必须具有有效的蛋白质序列数据库。随着质谱技术的发展和基于生物信息学的数据处理技术的进步，定量蛋白质组的研究方法也从传统的基于二维凝胶电泳结合质谱鉴定的策略向着直接基于肽指纹谱的方向发展[4]。

一台普通的质谱仪的结构组成一般包括五部分，按照顺序依次为进样装置、离子化源、质量分析器、离子检测器和数据分析系统。其中，很多环节都有不同的方式可供选择，例如电离有电喷雾（Electrospray ionization，ESI）和基质辅助激光解吸电离（Matrix assisted laser desorption ionization，MALDI）等方法；质量分析器有飞行时间（Time of flight，TOF）、离子阱（Iontrap，IT）、轨道阱（Obitrap）、四级杆（Quadrupole）和傅里叶变换离子回旋共振（Fourier transform ion cyclotron resonance，FTICR）等；数据处理中常用的搜索软件有 Mascot、Sequest、Phenyx 以及 X! Tandem 等。在实验中可以根据需要结合实际情况进行组合[5]。

基于质谱检测的蛋白质组学定量技术有很多种分类方式。按照所要达到的目的可以分为绝对定量和相对定量。按照定量所依据的质谱信号来源不同可以分为一级质谱定量和多级质谱定量。和一级质谱相比，多级质谱因经过了肽段母离子选择而提高了信噪比，从而增加了定量的准确性。从蛋白质定量所采取的策略上，定量蛋白质组技术又可以分为标记定量和非标记定量。标记定量技术凭借其灵敏度高、重复性好、速度快等优点，逐渐成了蛋白质组学分析的主流方法。稳定同位素标签是一种标记定量技术，它按照标记方式可以分为体内标记和体外标记，例如体内标记技术——细胞培养稳定同位素标记（Stable isotope labeling by amino acids in cell culture，SILAC），体外标记技术——同位素标记的亲和标签（Isotope-coded affinity tag，ICAT）。随后又出现了多重元素体外标记技术，如同位素标记相对和绝对定量（Isobaric tag for relative and absolute quantitation，iTRAQ）、串联质谱标记（Tandem mass tags，TMT）等[6]。

TMT标记定量技术是由美国Thermo Scientific公司研发的一种多肽体外标记技术。通过特异性标记多肽的氨基基团，然后进行串联质谱分析，可同时比较2~10组不同样品中蛋白质的相对含量。具体过程包括蛋白质的提取、酶解、肽段标记、肽段等量混合、混合肽段的分级、质谱分析和生物信息学分析。TMT 与 iTRAQ 试剂在结构和检测原理上基本相似,都是由报告基团、平衡基团和反应基团三种基团组成(图 6-1)。不同的是,TMT 试剂盒中 127/128/129/130 四种标记试剂可以分别加载 13C 和 15N 两种异位标签,也就形成了 8 种不同的标记试剂。与 126 和 131 两种标记试剂合并后,可以形成一套多达 10 标的试剂盒。当待测的样本数量多于 8 例时,TMT 标记定量方法尤为适用。

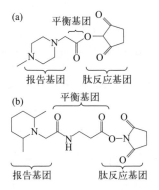

图 6-1　iTRAQ(a) 和 TMT(b) 标记试剂结构示意图

采用这类等重同位素标记试剂进行蛋白质的定量有着明显的优势。首先,上述两种试剂均可以同时标记多个样品,所以做一次实验就能够获得多组样品的数据,大大提高了分析的通量和效率,为实验研究带来了极大的便利;其次,来自不同样品的同一蛋白质的同一个标记肽段在一级质谱上只出现一个峰，有效增强了一级质谱的信号强度，提高了检测的灵敏度；再次，在一些实验中显示，肽段在被 iTRAQ 或 TMT 标记之后，二级图谱的生成质量更好，使得蛋白质序列覆盖率提高，测试鉴定的结果也更加可靠。当然，这种基于同位素标记的方法也有不足之处，其中最大的缺点在于在产生信号的低质量范围会出现相当严重的信号抑制效应，影响了定量的准确度，以至于难以用于低丰度蛋白质的定量。除此之外，由于试剂盒的价格比较昂贵，操作过程也相对复杂，在一定程度上限制了它们在实验中的使用[7]。

不少学者采用 iTRAQ 或 TMT 标记与 LC-MS/MS 联用技术，应用于疾病生物标志物的筛选或寻找药物作用的相关靶点，有助于揭示疾病的发病机制和药物的作用机理，该技术在动物、植物、微生物等领域的生命科学研究中得到了广泛的应用。覃慧婵等[8]采用 iTRAQ-LC-MS/MS 技术检测 10 位正常者和 10 位肺腺癌患者血浆中的蛋白，一共鉴定出 35 种与肺腺癌相关的差异表达蛋白，其中 SCGB3A2 和 SFTPB 可能作为肺腺癌血浆生物标志物。曾建斌等[9]采用 TMT 技术开展了大麦叶片响应的低钾胁迫的定量蛋白质组学研究，结果发现低钾处理 16d 后，三种大麦叶片中差异蛋白有 288 种，可能与低耐钾性相关的蛋白有 129 种，其中苯丙烷类次生代谢途径和乙烯响应代谢途径可能是导致低钾耐性差异的重要分子机制。

蛋白质组定量研究是蛋白质组学研究中的一个重要方向。与传统的定量方法（如凯氏定氮法、lowry法、考马斯亮蓝法、紫外光谱吸收法等）相比，蛋白质组学的定量可以实现在一次实验中对数以千计的蛋白质进行定量测定和比较分析。近年来，各种蛋白质组定量相关的技术不断涌现，并且得到了广泛的应用。质谱技术具有高灵敏度、高分辨率、高通量等特点，已经成为当前定量蛋白质组学研究中的一项非常重要的技术。目前，基于质谱技术的蛋白质组定量方法主要包括两大类，分别是基于标记技术和基于非标记技术的定量方法。标记定量技术凭借其自身优势，逐渐成为蛋白质组学研究的主流方法。Lv 等[10] 采用 iTRAQ 标记结合二维高效液相色谱/串联质谱联用的技术研究了益生菌唾液乳杆菌在胆汁应激反应中蛋白质组表达的差异。黄愉淋等[11] 利用 TMT 标记结合二维高效液相色谱/串联质谱联用的技术分析比较了不同时期水牛睾丸曲精细管差异蛋白质组，为探索精子在发生过程中的蛋白质表达变化规律提供了实验依据。

尽管关于安石榴苷对金黄色葡萄球菌的抑菌作用已有报道[12, 13]，并且在前几章我们也从细胞形态、毒力因子表达和生物膜的角度探究了安石榴苷对金黄色葡萄球菌的抑菌作用，但是安石榴苷对金黄色葡萄球菌代谢通路的影响却未见报道。应用蛋白质组技术，从高通量蛋白质水平揭示安石榴苷对金黄色葡萄球菌的抑菌机理具有重要意义。因此本章应用串联质谱标记与高效液相色谱及质谱联用技术（TMT-LC-MS/MS），研究安石榴苷作用后金黄色葡萄球菌蛋白谱表达的变化，结合生物信息学方法，从差异表达的蛋白中寻找受安石榴苷影响的代谢通路或可能的作用靶点，为揭示安石榴苷对细菌生长的抑制作用的机制提供更多理论依据。

6.2 材料与方法

6.2.1 试剂与仪器

安石榴苷（纯度≥98%）：成都曼思特生物科技有限公司。胰蛋白胨大豆肉汤、胰蛋白胨大豆琼脂：美国 BD 公司。一次性细菌培养皿（100mm×15mm）、10×PBS、BCA 蛋白定量试剂盒、多色宽范围蛋白分子量标准、固定化胰酶、多肽定量试剂盒、TMT 6 Plex 同位素标记试剂盒、Pierce 高 pH 反相肽分离试剂盒：美国 Thermo Scientific 公司。二硫苏糖醇（DTT）：美国 Sigma 公司。蛋白酶抑制剂：瑞士 Roche 公司。4%~20%迷你-变化 TGX 预制胶、10× Tris-甘氨酸-SDS 电泳缓冲液、考马斯亮蓝 G-250：美国 Bio-Rad 公司。SPEC-PLUS PT C 18 固相萃取装置：美国安捷伦科技有限公司。Synergi Hydro-RP

C18 色谱柱：美国 Phenomenex 公司。

主要试剂的配制方法如下：

（1）0.4mol/L Tris 储藏液 称取 12.1g Tris 溶于 200mL 水中，用 6mol/L 盐酸调整 pH 至 7.8，加水定容至 250mL，最终 Tris 浓度为 0.4mol/L。储藏于 4℃ 冰箱中，备用。

（2）6mol/L 尿素/100mmol/L Tris 缓冲液 称取 2.0g 尿素于 15mL 离心管中，加入 1.25mL Tris 储藏液，加水调节总体积为 5mL，最后浓度为 6mol/L 尿素和 100m mol/L Tris。

（3）裂解缓冲液 6mol/L 尿素/100mmol/L Tris，1%NP-40（乙基苯基聚乙二醇）。

（4）蛋白酶抑制剂溶液 取一片蛋白酶抑制剂颗粒溶于 1mL 无菌水中。

（5）还原剂 称取 30mg DTT 溶于 750μL 水中，加 250μL Tris 储藏液，混匀，最后浓度为 200mmol/L DTT 和 100mmol/L Tris。

（6）烷化剂 称取 36g 碘乙酰胺于 750μL 水中，加入 250μL Tris 储藏液，混匀，最后浓度为 200mmol/L 碘乙酰胺和 100mmol/L Tris。

仪器名称	型号	生产厂家
超净工作台	Purifier Delta	美国 Labconco 公司
恒温培养箱	maxq 6000	美国 Thermo Scientific 公司

电子天平(0.0000)	GA110	美国奥豪斯公司
冷冻离心机	SorvallLegend ×1R	美国 Thermo Scientific 公司
普通离心机	Sorvall Legend Micro 21	美国 Thermo Scientific 公司
分光光度计	UV-1601	日本岛津公司
多功能酶标仪	Synergy HT	美国 BioTek 仪器公司
恒温混匀仪	Thermomixer R	德国 eppendorf 公司
电泳仪	PowerPac HC^{TM}	美国 Bio-Rad 公司
凝胶成像系统	Gel Doc^{TM} EZ	美国 Bio-Rad 公司
均质机	Bead Ruptor 24	美国 OMNI 国际公司
离心浓缩仪	SPD121P	美国 Thermo Scientific 公司
纳米与毛细管液相色谱系统	UltiMate^{TM} 3000	美国 Thermo Scientific 公司
质谱仪	OrbitrapFusion Lumos Tribrid	美国 Thermo Scientific 公司

6.2.2 蛋白质的提取与定量

将 TSA 培养基高温高压灭菌后冷却至 60℃ 左右，加入安石榴苷粉末，使其终浓度为 0.05mg/mL，充分混匀后倾倒于无菌培养皿中，以不含安石榴苷的培养基作为对照组。

将过夜培养的金黄色葡萄球菌 ATCC25923 菌悬

液吸光度调为 $OD_{600nm}=0.5$，并稀释 100 倍。取 100μL，均匀涂布于上述平板中，倒置培养 24h。

用无菌棉签将培养基表面的菌落轻轻擦下来，涮于 15mL 无菌 PBS 中，并用 PBS 再洗两次。在 4500g 转速下离心 15min 后，向每个样品中加入 1mL 裂解液和 20μL 蛋白酶抑制剂。将其转移至含有 0.1mm 直径颗粒石英砂的离心管中，使用均质机剧烈震荡，每震荡 1min 冰浴 2min，累计震荡 5min，10000g 离心 15min，将上清液转移至新的离心管中，再次离心，取上清液加入 1mL 冰冷的三氯乙酸/丙酮溶液，于 -20℃ 冰箱中静置过夜。10000g 离心 20min，倒掉上清液，加入 1mL 冰冷的丙酮溶液洗涤一次，10000g 离心 15min，倒掉上清液，加入 450μL 6mol/L 尿素重新溶解蛋白，10000g 离心 15min，将上清液转移至新的离心管中，即为所提取的总可溶性蛋白质。

采用微量 BCA 蛋白定量试剂盒测定蛋白浓度。根据样品数量，按试剂 A∶B∶C＝25∶24∶1 配制适量 BCA 工作液，充分混匀。将牛血清白蛋白标准品系列 2 倍稀释至浓度分别为 2、1、0.5、0.25、0mg/mL。向 96 孔板中加入 20μL 样品（或蛋白标准）以及 300μL BCA 工作液，混匀后置于 37℃ 孵育 1h。冷却至室温，使用酶标仪测定 562nm 处的吸光值。光度值与蛋白质浓度成正比，根据标准曲线计算出样品的蛋白浓度。

6.2.3 聚丙烯酰胺凝胶电泳

使用4%～20%迷你-变化TGX预制胶进行蛋白质凝胶电泳。电泳开始前，先将样品蛋白质浓度调为一致。然后取一块预制凝胶，小心移出梳子，把凝胶固定于电泳装置上，向电泳槽内加入适量Tris-甘氨酸电泳缓冲液，按照预定顺序向胶块中每孔加入20μL蛋白样品（约16μg/孔）或10μL蛋白分子量标准。在200V电压下电泳30min，直到溴酚蓝指示剂达到凝胶底部。关闭电源，轻轻取出胶块，使用考马斯亮蓝R-250染色30min，用去离子水洗净，加入25%甲醇溶液震荡漂洗，再用50%甲醇溶液继续脱色，直至背景透明、可以看到清晰的条带，将凝胶浸于水中短期保存，观察结果并在凝胶成像仪下拍照记录。

6.2.4 蛋白质的消化

向蛋白溶液中加入5μL还原剂，涡旋混匀，室温放置1h；加入20μL烷化剂，涡旋混匀，室温放置1h；再加入20μL还原剂，以去除未反应的碘乙酰胺，涡旋混匀，室温放置1h；加入775μL水，稀释反应液，降低尿素浓度（尿素浓度降为大约0.6mol/L），涡旋混匀，在此浓度下胰酶能够保持其活性；加入5μL固定化胰酶，涡旋混匀，37℃震荡过夜。加入

0.2%的甲酸，调整 pH<6，以终止反应。

6.2.5　多肽的脱盐纯化与定量

采用 SPEC-PLUS PTC 18 固相萃取柱对多肽进行脱盐纯化。加入 200μL 甲醇，对固相萃取装置进行预处理；加入 400μL 0.5%三氟乙酸，洗涤 2 次，以达到平衡柱子的目的；将样品轻柔地加入固相萃取柱中；用 400μL 0.5%三氟乙酸洗涤 4 次；用 200μL 90%乙腈/0.5%三氟乙酸洗脱样品；真空蒸发至体积为 3~5μL；加入 50μL 5%乙腈/0.2%甲酸水溶液。

多肽定量采用多肽定量比色试剂盒测定。根据样品数量，按试剂 A∶B∶C=25∶24∶1 配制适量工作液，充分混匀。将肽消化试验标准品系列 2 倍稀释至浓度分别为 1、0.5、0.25、0.125、0mg/mL。向 96 孔板中加入 20μL 样品（或多肽标准）以及 300μL 工作液，混匀后，置于 37℃孵育 15min。冷却至室温，使用酶标仪测定 480nm 波长下的吸光值。根据标准曲线计算出样品的浓度。

6.2.6　多肽的标记

从不同样品中取等量多肽（每个样品 68mg），采用串联质谱标签进行标记（图 6-2），按照试剂盒说明书进行操作。

标记试剂平衡至室温。每管标记试剂中加入 41μL 无水乙腈，涡旋振荡 1min，离心使溶液位于管底部，将混匀好的标记试剂加到肽段中。TMT 试剂按如下形式标记：TMT tag126，对照组 1；tag127，安石榴苷处理组 1；tag128，对照组 2；tag129，安石榴苷处理组 2；tag130，对照组 3；tag131，安石榴苷处理组 3。

将少量的等体积的样品合并，通过质谱法分析 2μg 等分试样以确定标记结合百分比（>99%），并估计样品之间的定量比例。然后基于定量比例等量混合标记的样品，并用 Pierce 高 pH 反相肽分离试剂盒分级分离。将级分干燥并重悬于 5% 乙腈和 0.1% 甲酸中，并测量肽的浓度。

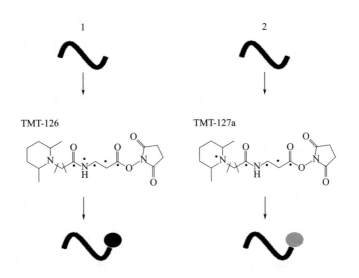

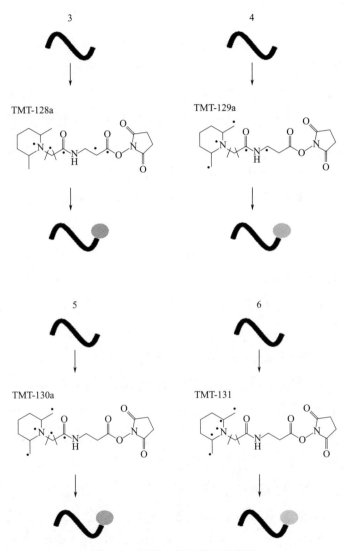

图 6-2　TMT 6 标记样品示意图

6.2.7 液相色谱-质谱联用分析

使用 Dionex UltiMate 3000 RSLC 纳米与毛细管液相色谱系统（Synergi Hydro-RP C18 色谱柱，$75\mu m \times 250mm$）分离多肽（每个组分约 $2\mu g$），流动相为 A 为 0.1%甲酸水溶液，B 为乙腈溶液，分析环境设置为线性梯度的缓冲液 B 在 240min 内从 3.2%增至 40%，流速 300nL/min。将多肽以 2.4kV 电喷雾到以数据依赖模式操作的 Orbitrap Fusion Lumos Tribrid 质谱仪中，其具有正极性并使用 m/z 445.12003 作为内部质量校准物，能够进行四级分离，质谱扫描范围为 $400\sim 1600m/z$，分辨率为 120000。仪器在顶级速度模式下使用循环时间为 3s 的多级 MS3 方法操作[14]。自动增益控制（AGC）目标设置为 200000，最大注射时间为 50ms。通过碰撞诱导解离（35%能量）使最丰富的前体离子（强度阈值 5000）碎裂，并且在线性离子阱（AGC1000；最大注射时间 50ms）中检测碎片离子。前体离子动态排除 20 秒。使用具有多个频率陷波的分离波形捕获多个 MS2 碎片离子，并通过高能碰撞诱导解离（65%归一化碰撞能量）碎裂。在轨道阱（AGC100000，最大注射时间 120ms，质谱扫描范围 $110\sim 200m/z$，分辨率 60000）中获得 MS3 光谱。

6.2.8　蛋白质鉴定及数据库查询

用 TMT-LC-MS/MS 获得肽质量指纹图谱，将原始数据使用蛋白质识别综合性软件 Proteome Discoverer 2.1 进行处理，转换为 mgf 文件，提取 MS2 光谱用于多肽鉴定，MS3 光谱用于多肽定量。用 Mascot 2.5.1 搜索 MS2 光谱[15]，针对金黄色葡萄球菌 ATCC 25923 蛋白质数据库（从 GenBank [GQ900385] 获得的 2672 个染色体和质粒记录），其附有用于检测常见污染物的 172 个序列和 23690 个随机干扰序列以提高 Mascot 鉴定分数，以确保通过更高质量的肽谱匹配来鉴定肽[16]。搜索参数为胰蛋白酶消化方式，具有两个可能的缺失切割，固定修饰为化学修饰的半胱氨酸和标记的 N-末端和内部赖氨酸（+57.021Da，C；+229.163Da，K），可变修饰为蛋氨酸氧化（+15.995Da，M），单同位素质量值，母离子质量容差为 ±10mg/kg，片段离子质量容差为 ±0.6Da。使用 ΔC_n(0.05)、严格 FDR(0.01)、松弛 FDR(0.05) 和 PEP(0.05) 设置，通过 Percolator[17] 处理肽光谱匹配（Peptide spectrum matches，PSM）。额外的过滤器限制 Mascot 离子得分（大于或等于 13）、PSM 和肽 PEP(严格 0.01；松弛 0.05)。使用简约法将肽分配到逻辑蛋白质组。对于每个 TMT 通道的特异多肽的合格 PSM（分离干扰＜25%），根据总信噪比（S/N）对蛋白质进行定量。使用在报告离子的预期质量的 0.003Da 内的最可信的质心。TMT 信号也针对同位素杂质（由制造商提供的批次特异性数据）校正。将缺失值替换为最小值。所有 6 个通道中，如果蛋白质的定量信号总和＜50，认为其与数据集中的污染物和干扰物相匹配，需被移除。每个通道的蛋白质定量值被标准化，然后在通道上按比例缩放至 100。使用 SPSS 16.0 统计软件分析数据，两组间比较采用 T 检验法，显著性水平为 $P<0.05$。

6.2.9 生物信息学分析

根据蛋白登录号在美国国立生物技术信息中心（National Center for Biotechnology Information，NCBI）数据库中批量下载蛋白序列，基于京都基因与基因组百科全书（Kyoto Encyclopedia of Genes and Genomes，KEGG）数据库分析特定蛋白参与的代谢途径及其在代谢途径中的位置，得出表达量有显著变化的蛋白富集通路。将表达量有显著变化的蛋白登录号输入蛋白质相互作用在线分析网站 STRING，得到蛋白质相互作用图。

6.3 结果与分析

6.3.1 安石榴苷对金黄色葡萄球菌生长的抑制作用

金黄色葡萄球菌在 TSA 平板上的生长状况如图 6-3 所示。可以看出,孵育 24h 后,在不含安石榴苷的 TSA 平板上金黄色葡萄球菌生长良好,菌落密集、厚实、均匀;在含有亚抑制浓度(0.05mg/mL)的安石榴苷的情况下,金黄色葡萄球菌生长受到抑制,虽然菌落仍然密集、均匀,但明显小而单薄。

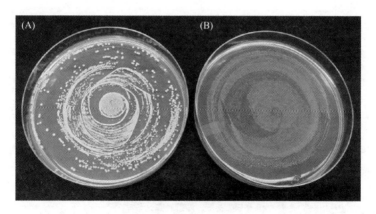

图 6-3 金黄色葡萄球菌在 TSA 平板上的生长状况
(A) 对照组;(B) 安石榴苷处理组

6.3.2 聚丙烯酰胺凝胶电泳图谱分析

聚丙烯酰胺凝胶电泳结果如图 6-4 所示。可以看出，安石榴苷作用后金黄色葡萄球菌的蛋白质谱发生了明显改变。对照组与安石榴苷处理组之间总体上有着相似的条带组成，但在部分条带上显示出了明显的差异。与对照组相比，处理组在分子质量约为 21kDa、35 kDa 和 60 kDa 的位置处密度降低，而在分子质量约为 40 kDa、45 kDa 和 70 kDa 的位置处密度增强。此外，两个组别的三个重复之间均有非常好的一致性。

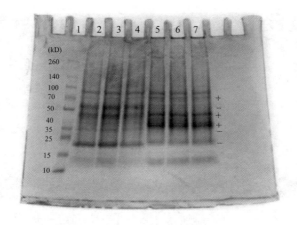

图 6-4 聚丙烯酰胺凝胶电泳

1—蛋白分子量标准；2～4—对照组；5～7—安石榴苷处理组

6.3.3 蛋白质定量与聚类分析

蛋白质组学分析确认了 16364 个多肽,它们属于 1367 种蛋白,并且 1026 种蛋白得到了定量。显著性分析结果显示,安石榴苷处理组与对照组之间总共有 423 种蛋白表达量有显著差异。在表达量有显著差异的蛋白中,安石榴苷处理组与对照组相比,59% 的蛋白表达下调,41% 的蛋白表达上调。

采用 TreeView 3.0 软件进行聚类分析。从图 6-5 可以看出,两个实验组之间具有明显的差异,每个组别的三个重复之间均有较好的一致性。

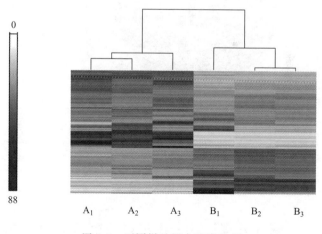

图 6-5 不同样品蛋白聚类分析

$A_1 \sim A_3$—对照组;$B_1 \sim B_3$—安石榴苷处理组

6.3.4 蛋白质的细胞定位

使用 PSORTb v3.0.2 软件对表达量有显著差异的蛋白进行亚细胞定位。图 6-6 描述了各个组分所占的比例。最主要的是细胞质蛋白（77%），假设或未知蛋白占 12%，细胞质膜蛋白占 7%，细胞壁和胞外蛋白分别占了 2%。

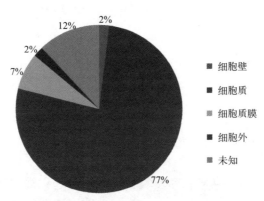

图 6-6　表达量具有显著变化的蛋白的细胞定位

6.3.5 表达量显著降低的蛋白

安石榴苷处理后，表达量显著降低的蛋白有 251 种，其中，表达量降低为原来的 1/4 以上的蛋白有 94 种。表 6-1 按照表达量降低由多到少的顺序依次列出了表达量降低为原来的 1/4 以上的蛋白，主要包括蛋白酶（protease）、磷酸核糖基氨基咪唑合成酶（phosphoribosylaminoimidazolesynthetase）、核糖体 RNA 大亚基甲基转移酶 N（ribosomal RNA large subunit methyltransferase N）、磷酸核糖氨基咪唑羧化酶（phosphoribosylaminoimidazole carboxylase）、乙酰辅酶 A 合成酶（acetyl-CoA synthetase）等。

表 6-1　表达量显著降低的蛋白

登录号	蛋白描述	通过 PSORTb 预测细胞定位	覆盖率/%	倍数变化 lg2（处理/对照）
gi|685632793	蛋白酶	细胞质	3.08	−5.11
gi|685632159	磷酸核糖基氨基咪唑合成酶	细胞质	50.00	−4.96
gi|685632309	核糖体 RNA 大亚基甲基转移酶 N	细胞质	4.95	−4.75
gi|685632153	磷酸核糖氨基咪唑羧化酶	细胞膜	44.92	−4.63
gi|685632911	乙酰辅酶 A 合成酶	细胞质	57.39	−4.55
gi|685632160	磷酸核糖基甘氨酰转移酶	细胞质	20.21	−4.26
gi|685632155	磷酸核糖甲酰甘氨酸脒合酶	细胞质	41.38	−4.19
gi|685632238	琥珀酸脱氢酶	细胞质	74.91	−4.13

续表

登录号	蛋白描述	通过 PSORTb 预测细胞定位	覆盖率/%	倍数变化 lg2(处理/对照)
gi|685632162	磷酸核糖胺-甘氨酸连接酶	细胞质	56.63	−4.10
gi|685632295	核苷酸 5′-磷酸脱羧酶	细胞质	43.91	−4.09
gi|685632444	过氧化氢酶	细胞质	77.43	−4.09
gi|685631381	戊二酰辅酶 A 脱氢酶	细胞质	95.78	−4.02
gi|685632052	肽 ABC 转运蛋白 ATP 结合蛋白	细胞膜	20.28	−3.98
gi|685631380	3-羟酰基辅酶 A 脱氢酶	细胞质	56.84	−3.90
gi|685633682	1-吡咯啉-5-羧酸脱氢酶	细胞质	82.49	−3.88
gi|685632157	磷酸核糖甲酰甘氨酸脒合酶	细胞质	46.50	−3.87
gi|685632021	鸟氨酸-酮酸氨基转移酶	细胞质	78.28	−3.77
gi|685631379	乙酰辅酶 A 乙酰转移酶	细胞质	55.58	−3.77
gi|685631382	长链脂肪酸辅酶 A 连接酶	细胞质	63.67	−3.75
gi|685633453	咪唑酮丙酸酶	细胞质	64.08	−3.58

续表

登录号	蛋白描述	通过PSORTb预测细胞定位	覆盖率/%	倍数变化 lg2(处理/对照)
gi|685631221	组氨酸氨裂解酶	细胞质	24.80	-3.55
gi|685633335	ATP依赖性DNA解旋酶RecG	细胞质	15.48	-3.55
gi|685632387	(二甲基烯丙基)腺苷tRNA甲基转移酶	细胞质	6.03	-3.51
gi|685633432	氧化还原酶	细胞质	38.41	-3.51
gi|685631324	醛脱氢酶	细胞质	81.62	-3.50
gi|685632525	2-酮戊二酸脱氢酶	细胞质	53.65	-3.49
gi|685632292	二氢乳清酸酶	细胞质	59.10	-3.46
gi|685632154	磷酸核糖氨基咪唑琥珀酰胺合酶	细胞质	66.24	-3.44
gi|685633739	甜菜碱醛脱氢酶	细胞质	47.18	-3.44
gi|685632872	柠檬酸合成酶	细胞质	76.41	-3.42
gi|685633219	磷酸甲基嘧啶激酶	细胞质	60.87	-3.40
gi|685631444	假定蛋白KQ76_01195	细胞质	30.53	-3.36
gi|685633287	精氨酸酶	细胞质	48.01	-3.34
gi|685632441	假定蛋白KQ76_06550	细胞质	30.77	-3.24

续表

登录号	蛋白描述	通过PSORTb预测细胞定位	覆盖率/%	倍数变化lg2(处理/对照)
gi|685632405	假定蛋白KQ76_06345	未知	19.12	-3.23
gi|685631635	信号肽酶Ⅱ	细胞质	20.22	-3.23
gi|685633738	胆碱脱氢酶	细胞膜	53.43	-3.15
gi|685632507	二氢吡啶甲酸还原酶	细胞质	42.08	-3.13
gi|685631566	黄嘌呤磷酸核糖基转移酶	细胞质	49.48	-3.09
gi|685632002	NADH脱氢酶	细胞膜	39.83	-3.04
gi|685632524	二氢硫辛酰胺琥珀酰转移酶	细胞质	53.43	-3.03
gi|685632863	甘油醛-3-磷酸脱氢酶	细胞质	73.61	-3.01
gi|685632759	30S核糖体蛋白S12甲基转移酶	细胞质	16.96	-3.01
gi|685632461	乌头酸水合酶	细胞质	65.48	-3.00
gi|685632556	细胞分裂蛋白GpsB	细胞质	58.77	-2.98
gi|685633522	硝酸还原酶	细胞膜	7.90	-2.95
gi|685633050	假定蛋白KQ76_09950	细胞膜	54.81	-2.93

续表

登录号	蛋白描述	通过PSORTb预测细胞定位	覆盖率/%	倍数变化 lg2(处理/对照)
gi|685633718	DNA整合/重组/转化蛋白	细胞质	4.17	−2.92
gi|685632054	肽ABC转运蛋白底物结合蛋白	细胞壁	28.86	−2.88
gi|685632083	假定蛋白KQ76_04670	细胞质	57.99	−2.85
gi|685632156	磷酸核糖甲酰甘氨酸脒合酶	细胞质	68.61	−2.81
gi|685632433	耐热核酸酶	细胞外	30.51	−2.73
gi|685633156	δ溶血素KQ76_05635	未知	25.00	−2.72
gi|685632267	假定蛋白KQ76_05635	未知	83.56	−2.71
gi|685631247	水合酶	细胞质	39.01	−2.70
gi|685631929	苹果酸脱氢酶	未知	13.42	−2.70
gi|685633104	醛脱氢酶	细胞质	28.98	−2.66
gi|685632293	氨基甲酰磷酸合酶小亚基	细胞质	21.31	−2.64
gi|685633224	假定蛋白KQ76_10895	细胞质	21.92	−2.61

续表

登录号	蛋白描述	通过 PSORTb 预测细胞定位	覆盖率/%	倍数变化 lg2(处理/对照)
gi|685631673	吡哆醛生物合成蛋白	细胞质	62.71	-2.58
gi|685632910	甲酸-四氢叶酸连接酶	细胞质	69.37	-2.55
gi|685632947	三磷酸鸟苷环水解酶	细胞质	35.37	-2.55
gi|685633526	亚硝酸盐还原酶	细胞质	28.21	-2.55
gi|685632438	苏氨酸合酶	细胞质	46.18	-2.52
gi|685632967	磷酸烯醇式丙酮酸羧激酶	细胞质	63.02	-2.52
gi|685632294	氨基甲酰磷酸合酶大亚基	细胞质	38.60	-2.51
gi|685632609	噬菌体蛋白	细胞质	16.84	-2.48
gi|685632151	亚甲基四氢叶酸环水解酶	细胞质	83.57	-2.48
gi|685633072	铁蛋白	细胞质	62.65	-2.46
gi|685632161	磷酸核糖氨基咪唑甲酰胺酰基转移酶	细胞质	63.01	-2.45
gi|685631312	UDP-N-乙酰葡糖胺 2-表异构酶	细胞质	64.44	-2.43

续表

登录号	蛋白描述	通过PSORTb预测细胞定位	覆盖率/%	倍数变化lg2(处理/对照)
gi|685633240	假定蛋白 KQ76_10980	细胞质	28.16	−2.42
gi|685631674	谷氨酰胺氨基转移酶	细胞质	47.31	−2.39
gi|685632152	磷酸核糖氨基咪唑羧化酶	细胞膜	93.75	−2.38
gi|685633773	假定蛋白 KQ76_13830	细胞外	37.14	−2.38
gi|685633108	胆酰甘氨酸水解酶	未知	23.70	−2.37
gi|685631558	NADH 脱氢酶	细胞膜	64.69	−2.36
gi|685633191	丝氨酸/苏氨酸蛋白磷酸酶	细胞质	26.13	−2.35
gi|685631383	辅酶 A 转移酶	未知	29.04	−2.26
gi|685631786	锰 ABC 转运蛋白底物结合	细胞膜	69.26	−2.24
gi|685633491	苹果酸:醌氧化还原酶	细胞壁	47.36	−2.22
gi|685633112	硫氧还蛋白	未知	82.89	−2.22
gi|685633464	钠 ABC 转运蛋白 ATP 结合蛋白	细胞膜	39.13	−2.19

续表

登录号	蛋白描述	通过PSORTb预测细胞定位	覆盖率/%	倍数变化 lg2(处理/对照)
gi|685632871	异柠檬酸脱氢酶	细胞质	71.09	−2.19
gi|685631351	限制性内切酶亚基R	细胞质	2.91	−2.19
gi|685632505	天冬氨酸半醛脱氢酶	细胞质	47.72	−2.15
gi|685632949	二氨基羟基磷酸核糖酰氨基嘧啶脱氨酶	细胞质	23.34	−2.15
gi|685631789	DtxR家族转录调节因子	细胞质	66.82	−2.13
gi|685632381	核糖核酸酶	细胞质	31.98	−2.12
gi|685633239	丝氨酸羟甲基转移酶	细胞质	77.91	−2.10
gi|685632379	损伤诱导蛋白CinA	细胞质	24.80	−2.09
gi|685631829	LysR家族转录调节因子	细胞质	42.71	−2.08
gi|685632426	假定蛋白KQ76_06475	未知	47.69	−2.04
gi|685631988	脂酰合酶	细胞质	49.84	−2.00

6.3.6 表达量显著增加的蛋白

安石榴苷处理后,表达量显著增加的蛋白有172种,其中表达量增加4倍以上的蛋白有39种。表6-2按照表达量增加由多到少的顺序依次列出了表达量增加4倍以上的蛋白种类,主要包括铁载体生物合成蛋白SbnA(siderophore biosynthesis protein SbnA)、鸟氨酸环化酶(ornithine cyclodeaminase)、铁载体生物合成蛋白SbnE(siderophore biosynthesis protein SbnE)、铁载体生物合成蛋白SbnG(siderophore biosynthesis protein SbnG)、铁-葡糖苷转运蛋白ATP结合蛋白(iron-enterobactin transporter ATP-binding protein)等。

表6-2 表达量显著增加的蛋白

登录号	蛋白描述	通过PSORTb预测细胞定位	覆盖率/%	倍数变化 lg2(处理/对照)
gi|685631273	铁载体生物合成蛋白SbnA	细胞质	38.65	4.71
gi|685631274	鸟氨酸环化酶	细胞质	56.85	4.67
gi|685631277	铁载体生物合成蛋白SbnE	细胞质	13.84	4.40
gi|685631279	铁载体生物合成蛋白SbnG	细胞质	25.19	4.28

续表

登录号	蛋白描述	通过PSORTb预测细胞定位	覆盖率/%	倍数变化 lg2(处理/对照)
gi|685631802	铁-葡糖苷转运蛋白ATP结合蛋白	细胞质膜	64.53	4.12
gi|685633768	鸟氨酸氨甲酰转移酶	细胞质	78.27	4.10
gi|685631391	乳酸脱氢酶	细胞质	61.83	4.09
gi|685633766	氨基甲酸激酶	细胞质	73.80	3.84
gi|685633333	乙酰乳酸合成酶	细胞质膜	57.22	3.68
gi|685632551	丙氨酸脱氢酶	细胞质	50.27	3.67
gi|685633613	假定蛋白KQ76_13005	未知	38.10	3.63
gi|685633504	镁转运体CorA	细胞质膜	8.28	3.39
gi|685632199	假定蛋白KQ76_05285	细胞质	49.45	3.24
gi|685633405	铁ABC转运蛋白底物结合蛋白	细胞质膜	61.26	3.06
gi|685633332	α-乙酰乳酸脱羧酶	细胞质	56.84	3.01
gi|685631372	甲酸乙酰转移酶	细胞质	79.17	2.99
gi|685631373	丙酮酸甲酸裂解酶激活蛋白	细胞质	34.66	2.88

续表

登录号	蛋白描述	通过PSORTb预测细胞定位	覆盖率/%	倍数变化lg2(处理/对照)
gi|685631855	DeoR家族转录调节因子	细胞质	30.31	2.77
gi|685631760	乙醇活性脱氢酶/乙醛活性还原酶	细胞质	84.52	2.75
gi|685633777	甘露糖-6-磷酸异构酶	细胞质	17.95	2.72
gi|685631869	7-氰基-7-脱氮鸟嘌呤合酶	细胞质	52.25	2.72
gi|685633652	HAD家族水解酶	未知	14.29	2.65
gi|685632216	血红素转运蛋白IsdB	细胞壁	8.49	2.51
gi|685633769	精氨酸脱亚胺酶	细胞质	58.88	2.41
gi|685631280	二氨基庚二酸脱羧酶	细胞质	20.00	2.39
gi|685633369	50S核糖体蛋白L3	细胞质	77.27	2.33
gi|685632315	50S核糖体蛋白L28	细胞质	56.45	2.33
gi|685631322	血红素降解单加氧酶IsdI	细胞质	92.59	2.26
gi|685633546	免疫球蛋白结合蛋白sbi	未知	10.30	2.24

续表

登录号	蛋白描述	通过 PSORTb 预测细胞定位	覆盖率/%	倍数变化 lg2(处理/对照)
gi|685631278	铁载体生物合成蛋白 SbnF	细胞质	24.16	2.20
gi|685632550	苏氨酸脱水酶	细胞质膜	45.66	2.19
gi|685632809	ThiF 家族蛋白	细胞质	60.70	2.18
gi|685633599	镍 ABC 转运蛋白底物结合蛋白	细胞壁	53.38	2.18
gi|685633779	N-乙酰胞壁酰-L-丙氨酸酰胺酶	细胞外	11.47	2.16
gi|685633498	硫氧还蛋白还原酶	细胞质膜	30.23	2.16
gi|685631430	胆酰甘氨酸水解酶	未知	28.79	2.14
gi|685632445	50S 核糖体蛋白	细胞质	61.22	2.13
gi|685631665	热休克蛋白 Hsp33	细胞质	46.76	2.10
gi|685633508	一般应激蛋白	未知	71.43	2.00

6.3.7　安石榴苷对金黄色葡萄球菌代谢通路的影响

安石榴苷对金黄色葡萄球菌全代谢通路的影响如图 6-7 所示，可见安石榴苷处理对细菌整个代谢通路中的许多信号通路（如嘌呤代谢、嘧啶代谢、三羧酸循环等）都有影响，总体上抑制作用大于促进作用。

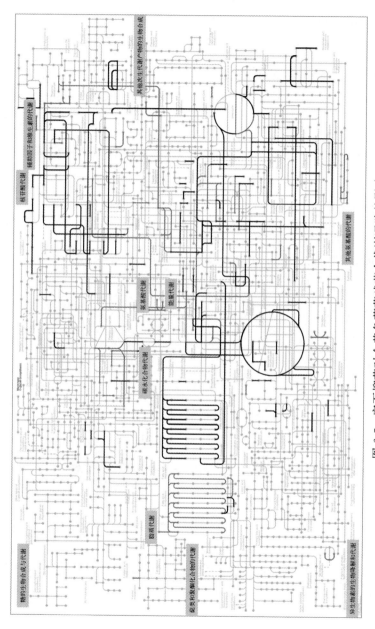

图 6-7 安石榴苷对金黄色葡萄球菌全代谢通路的影响
(深色线条为安石榴苷处理后表达降低的蛋白，浅色线条为处理后表达增加的蛋白)

安石榴苷对金黄色葡萄球菌核酸代谢有重要的影响。在嘌呤代谢中，许多关键酶的表达量显著降低（红色）。以嘌呤核苷酸的从头合成为例，主要可分为两个阶段：首先合成次黄嘌呤核苷酸（IMP），然后通过不同途径分别生成腺嘌呤苷酸（AMP）和鸟嘌呤苷酸（GMP）。嘌呤生物合成的第一步是在磷酸核糖焦磷酸激酶的催化作用下，将5-磷酸核糖转变为5-磷酸核糖-α-焦磷酸（PRPP）。经安石榴苷处理后，磷酸核糖焦磷酸激酶［EC：2.7.6.1］的表达量显著降低，抑制了上述反应的进行，继而抑制了5-磷酸核糖-α-焦磷酸继续反应生成磷酸核糖胺。另外，通路中的磷酸核糖胺-甘氨酸连接酶［EC：6.3.4.13］、磷酸核糖甘氨酰胺甲酰转移酶［EC：2.1.2.2］、磷酸核糖甲酰基甘氨脒合酶［EC：6.3.5.3］、磷酸核糖甲酰基甘氨脒环连接酶［EC：6.3.3.1］的表达也显著降低。磷酸核糖焦磷酸合成酶和和酰胺转移酶均为核苷酸从头合成的限速酶，这些酶的表达受到抑制，导致嘌呤核苷酸缺乏，DNA合成受阻。表6-3为嘌呤代谢中的差异蛋白。

表6-3　嘌呤代谢中的差异蛋白

酶号	蛋白描述
［EC:2.7.7.7］	DNA聚合酶Ⅲβ亚基
［EC:6.3.4.4］	腺苷酸琥珀酸合酶

续表

酶号	蛋白描述
[EC:2.4.2.22]	黄嘌呤磷酸核糖基转移酶
[EC:1.1.1.205]	次黄嘌呤核苷酸脱氢酶
[EC:2.7.6.1]	磷酸核糖焦磷酸激酶
[EC:2.7.6.5]	GTP 焦磷酸激酶
[EC:5.4.99.18]	5-(羧基氨基)咪唑核糖核苷酸变位酶
[EC:6.3.4.18]	5-(羧基氨基)咪唑核糖核苷酸合酶
[EC:6.3.2.6]	磷酸核糖氨基咪唑琥珀酰胺合酶
[EC:6.3.5.3]	磷酸核糖甲酰基甘氨脒合酶
[EC:6.3.3.1]	磷酸核糖甲酰基甘氨脒环连接酶
[EC:2.1.2.2]	磷酸核糖甘氨酰胺甲酰转移酶 1
[EC:2.1.2.3 3.5.4.10]	磷酸核糖氨基咪唑甲酰胺甲酰转移酶/IMP 环水解酶
[EC:6.3.4.13]	磷酸核糖胺-甘氨酸连接酶
[EC:3.6.1.66]	XTP/dITP 二磷酸水解酶
[EC:2.7.4.8]	鸟苷酸激酶
[EC:1.7.1.7]	GMP 还原酶
[EC:2.7.4.6]	核苷二磷酸激酶
[EC:2.7.1.40]	丙酮酸激酶
[EC:2.7.7.6]	DNA 导向的 RNA 聚合酶 β 亚基
[EC:2.7.2.2]	氨基甲酸激酶

在嘧啶代谢中，也有多个酶的表达量显著降低，如核苷二磷酸激酶 [EC：2.7.4.6]、DNA 聚合酶 Ⅲ β

亚基［EC：2.7.7.7］、嘧啶操纵子衰减蛋白/尿嘧啶磷酸核糖转移酶［EC：2.4.2.9］、嘧啶核苷磷酸化酶［EC：2.4.2.2］等。表 6-4 为嘧啶代谢中的差异蛋白。

表 6-4　嘧啶代谢中的差异蛋白

酶号	蛋白描述
［EC：2.7.7.7］	DNA 聚合酶Ⅲβ亚基
［EC：2.7.4.9］	dTMP 激酶
［EC：1.8.1.9］	硫氧还蛋白还原酶
［EC：2.4.2.9］	嘧啶操纵子衰减蛋白/尿嘧啶磷酸核糖转移酶
［EC：3.5.2.3］	二氢乳清酸酶
［EC：6.3.5.5］	氨基甲酰磷酸合酶小亚基
［EC：4.1.1.23］	乳清酸-5′-磷酸脱羧酶
［EC：2.7.4.6］	核苷二磷酸激酶
［EC：2.7.7.6］	DNA 导向的 RNA 聚合酶 β 亚基
［EC：2.4.2.2］	嘧啶核苷磷酸化酶

安石榴苷对金黄色葡萄球菌三羧酸循环途径的影响如图 6-8 所示，同样可见多个重要的酶的表达量降低，如柠檬酸合酶［EC：2.3.3.1］、乌头酸水合酶［EC：4.2.1.3］、异柠檬酸脱氢酶［EC：1.1.1.42］、富马酸水合酶［EC：4.2.1.2］等。三羧酸循环中的差异蛋白见表 6-5。

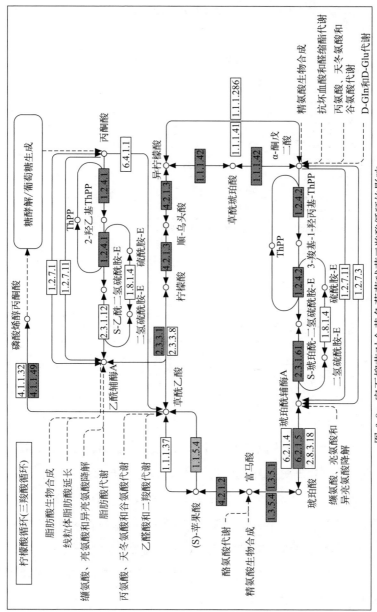

图 6-8 安石榴苷对金黄色葡萄球菌三羧酸循环的影响
（深底纹为安石榴苷处理后表达降低的蛋白，浅底纹为处理后表达增加的蛋白）

表 6-5　三羧酸循环中的差异蛋白

酶号	蛋白描述
[EC:1.2.4.1]	丙酮酸脱氢酶 E1 组分 α 亚基
[EC:1.3.5.11.3.5.4]	琥珀酸脱氢酶/富马酸还原酶,铁硫亚基
[EC:6.2.1.5]	琥珀酰辅酶 A 合成酶 β 亚基
[EC:4.2.1.3]	乌头酸水合酶
[EC:2.3.1.61]	2-酮戊二酸脱氢酶 E2 组分(二氢硫酰胺琥珀酰转移酶)
[EC:1.2.4.2]	2-酮戊二酸脱氢酶 E1 组分
[EC:1.1.1.42]	异柠檬酸脱氢酶
[EC:2.3.3.1]	柠檬酸合酶
[EC:4.1.1.49]	磷酸烯醇式丙酮酸羧激酶
[EC:4.2.1.2]	富马酸水合酶
[EC:1.1.5.4]	苹果酸脱氢酶(醌)

6.3.8　蛋白相互作用分析

将表达量差异在 4 倍以上的 133 种蛋白通过 String 软件生成蛋白相互作用图（图 6-9）。图中密集连接的部分分别与核酸代谢（右下）和三羧酸循环（左上）有关。从图 6-9 中可以清楚地看到，参与核酸代谢的大部分酶（如磷酸核糖基聚胩合成酶 purC、磷酸核糖胺-甘氨酸连接酶 purD、5-(羧基氨基)咪唑核糖核苷酸变位酶 purE、磷酸核糖基甲酰基甘氨胩环连接酶 purM、磷酸核糖基甘氨酰甲酰转移酶 purN、二氢乳清酸酶 pyrC、乳清苷-5′-磷酸脱羧酶 pyrF、黄嘌呤磷酸核糖基转移酶 xpt 等）连接在一起，而参与三

第6章 亚致死浓度下安石榴苷对金黄色葡萄球菌蛋白组表达的影响

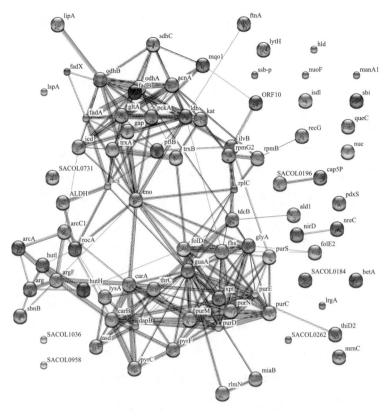

图 6-9 蛋白相互作用网络分析

羧酸循环的蛋白（如柠檬酸合酶 gltA、异柠檬酸脱氢酶 icd、乌头酸水合酶 acnA、磷酸烯醇丙酮酸羧激酶 pckA、酮戊二酸脱氢酶 E1 成分 odhA、酮戊二酸脱氢酶 E2 组分 odhB、琥珀酸脱氢酶/富马酸还原酶 sdhC）也连接在一起，而且大部分连接的蛋白有多个节点。另外，还有一些其他功能蛋白也相互连接，构成了一个复杂的蛋白相互作用网络。总之，核酸代谢和三羧酸循环中多个相互关联的酶的表达受到安石榴苷的影响，与 KEGG 代谢通路的分析结果一致。

6.4　小结

蛋白质组是后基因组时代的重要研究工具。蛋白质组研究中有两种常见的研究思路：一是采用高通量的蛋白质组学研究技术分析生物体内尽可能多乃至接近所有的蛋白质，这种观点是从大规模、系统的角度来看待蛋白质组学，但是由于蛋白质的表达随时间、空间等多种因素的影响而不断变化，要分析生物体内所有的蛋白质是一个比较困难的工作。二是研究不同时期或不同生长条件下生物体蛋白质组成的变化，如蛋白质在不同环境下的差异表达，以发现有差异的蛋白质种类为主要目标，这类研究方法称为差异蛋白质组学或比较蛋白质组学。

本研究中应用了比较蛋白质组学的思路和方法，进行了蛋白质相对定量，探索了亚抑制浓度的安石榴苷对金黄色葡萄球菌蛋白表达的影响。本次实验中共设置了 2 个实验组，每组设置 3 次生物学重复，对各组样品提取了蛋白质，经定量、酶解后，各取等量肽段样品按照 TMT 试剂的标记说明参照 6 标试剂的要求进行标记，将标记好的样品按照 TMT-LC-MS/MS

实验流程进行质谱分析。

从 NCBI 数据库中查到，金黄色葡萄球菌基因组大小约为 2.85Mb，可编码 2785 种蛋白。我们成功地定量了 1026 种蛋白（36.8%），考虑到只有部分基因在所采用的实验条件下能够表达，因此本次实验中质谱的检测覆盖率是令人满意的。在提取总蛋白时，首先要破坏细菌细胞壁，使细胞内容物释放出来，细胞破壁的方法主要有物理法（反复冻融、研磨和超声破碎等）、化学法（有机溶剂、表面活性剂等）和生物法（酶解）3 种[18]，采用了物理与化学法相结合的方式提取总蛋白，但在样品准备过程中没有特意优化提取方法来提取分泌蛋白和细胞膜蛋白，因此在定量蛋白中这两种蛋白的得率较低，可能不具有代表性。

在使用 KEGG 数据库进行信号通路分析的过程中，通过查询 KEGG Orthology And Links Annotation（KOALA）工具，将每个蛋白的 GI 号转换为 KEGG 对象标识符，即获得蛋白的 KO 号。转换时，由于数据库的局限性，导致部分蛋白未能得到最佳的匹配，在此，不考虑第二佳匹配的蛋白。因此，表达量显著降低的 251 种蛋白中有 188 种（74.9%）得到了注释，表达量显著增加的 172 种蛋白中有 141 种（82.0%）得到了注释。将注释后的蛋白信息输入 KEGG 数据库，针对金黄色葡萄球菌生成信号通路图，在搜索信号通路的过程中，又有 99 个蛋白未能搜索到。基于以上信息，得到了现有的信号通路图。在使用 String 软件生成蛋白相互作用图的过程中，也有部分蛋白未能识别。虽然有部分信息损失，但难以避免，随着数据库建设的日趋完善，这类问题将得以妥善解决。

安石榴苷处理对金黄色葡萄球菌整个代谢通路中的许多代谢途径都有影响，尤其是对核酸代谢和三羧酸循环产生了重要的影响。

核酸是维持生命的最基本的物质之一，它是由许多个核苷酸聚合而成的生物大分子化合物。根据碱基的不同，核苷酸可以分为嘌呤核苷酸和嘧啶核苷酸。其中，嘌呤核苷酸包括腺嘌呤和鸟嘌呤，嘧啶核苷酸包括胞嘧啶和尿嘧啶。核苷酸的合成主要有两种途径，一是利用磷酸核糖、一碳单位、氨基酸以及二氧化碳等简单物质为原料，经过一系列酶促反应合成核苷酸，这种方式称为从头合成途径；二是利用体内游离碱基或者核苷，经过简单的反应最终生成核苷酸的过程，被称为重新利用（或补救合成）途径[19]。嘌呤代谢和嘧啶代谢通路图中可以明显看出，经过安石榴苷处理之后，多个步骤的催化酶或关键酶的表达显著降低，因此对核酸代谢过程产生了抑制作用。作为基本的遗传物质，核酸在生物体的遗传、变异和蛋白质的生物合成等一系列重大生命现象中都起着至关重要的作用，因此，安石榴苷对核酸代谢的影响，将对整个生命活动产生重要的影响。

三羧酸循环是生物体获取能量的主要方式，是糖、蛋白质和脂肪三大营养素的最终代谢通路和转化枢纽，也为其他细胞代谢通路提供关键前体[20]。三羧酸循环的主要过程首先是由乙酰辅酶 A 和草酰乙酸缩合生成有 3 个羧基的柠檬酸，柠檬酸经过一系列反应，一再氧化脱羧，先后经 α-酮戊二酸、琥珀酰辅酶 A、琥珀酸、延胡索酸、苹果酸，再降解为草酰乙酸[21]。在三羧酸循环的过程中，有多种酶参与。丙酮酸脱氢酶能催化丙酮酸生成乙酰辅酶 A 和 1 分子 NADH；柠檬酸合酶控制三羧酸循环的入口；乌头酸水合酶在三羧酸循环中催化柠檬酸和异柠檬酸之间相互转换；异柠檬酸脱氢酶催化异柠檬酸氧化脱羧生成 α-酮戊二酸；α-酮戊二酸脱氢酶催化 α-酮戊二酸氧化脱羧生成琥珀酰辅酶 A；琥珀酸脱氢酶能催化琥珀酸氧化为延胡索酸；富马酸水合酶又称延胡索酸水合酶，是催化延胡索酸和 L-苹果酸可逆转变的酶。其中，柠檬酸合酶、异柠檬酸脱氢酶和 α-酮戊二酸脱氢酶系是三羧酸循环的关键酶。安石榴苷处理后，以上催化酶的表达量均显著降低，由此可见，对整个通路产生了抑制作用。考虑到三羧酸循环在生物体生命活动中的重要作用，安石榴苷对三羧酸循环的破坏也将对整个细胞生命过程产生深刻的影响。

由于上述三个代谢通路中受到安石榴苷影响的酶的数量比较多，所以对这三个信号通路的影响最为显著。此外，还有很多酶（或其他蛋白）的表达受到了安石榴苷的抑制作用，它们分散在各个信号通路里，并且有些酶参与多个代谢途径，因此安石榴苷对金黄色葡萄球菌的蛋白组的影响是复杂的，还有很多信息有待进一步挖掘。

通过文献检索发现，彭苑霞[22]采用了蛋白质组学技术研究了大黄素对金黄色葡萄球菌的抑制作用，通过iTRAQ与高效液相色谱及质谱联用，检测了大黄素对金葡菌敏感菌株（MSSA）和多重耐药菌株（MRSA）的作用机制。敏感菌株大黄素组处理和对照组比较，表达量变化在1.5倍以上的蛋白共有200个，其中，表达量下调的有131个，上调的有69个，差异表达蛋白主要是丙酮酸代谢途径的关键酶或催化酶，还有部分是毒力因子和氧化应激系统等相关的蛋白；多重耐药菌株大黄素处理组和对照组比较，表达量变化在1.5倍以上的蛋白共有158个，其中，下调100个，上调58个，这些差异表达的蛋白主要涉及糖代谢、蛋白质降解、氧化应激以及毒力因子表达等多个途径。此外，Deng等[23]基于蛋白组学分析揭示了黑果腺肋花楸花色苷抑制大肠杆菌O157：H7的机理。周业丰[24]基于蛋白组学技术研究了松属素对柑橘青霉的抑菌机理；陈霞[25]研究了低浓度喹诺酮对嗜热链球菌的生理特性及蛋白组表达的影响；陈思[26]开展了乳酸乳球菌在果蔬冷藏逆境下的蛋白质组学研究。

可见蛋白质组学在揭示抑菌或耐药机理、胁迫应答等方面发挥着越来越重要的作用，在未来将会得到更加广泛的应用。

本研究中，将蛋白质酶解后，利用串联质谱标签技术标记，结合二维液相色谱串联质谱技术对有金黄色葡萄球菌的蛋白质组成进行分析，运用 Proteome Discoverer 软件提取谱图后在 MASCOT 搜索引擎上鉴定蛋白质和肽段，并对鉴定的蛋白质进行系统的生物信息学分析。结果如下：

（1）TMT 蛋白质谱共检测出了 1026 种蛋白，其中安石榴苷处理组与对照组之间总共有 423 种蛋白的表达量有显著性差异（$P<0.05$）。在表达量有显著性差异的蛋白中，有 251 种蛋白的表达下调，172 种蛋白的表达上调。

（2）显著差异表达蛋白中最主要的是细胞质蛋白（77%），其次是细胞质膜蛋白（7%），细胞壁和胞外蛋白分别占了 2%，其余为假设或未知蛋白。

（3）安石榴苷处理后，对金黄色葡萄球菌许多代谢通路都产生了影响，尤其是嘌呤代谢、嘧啶代谢和三羧酸循环通路，其中许多关键酶的表达受到了抑制，因而对这些信号通路起到了抑制作用，进而抑制了细菌的生长和增殖。

（4）与核酸代谢和三羧酸循环有关的酶分别密集地连接在一起，并与其他功能蛋白相互连接，构成了复杂的蛋白相互作用网络。

参考文献

[1] 王英超，党源，李晓艳，等. 蛋白质组学及其技术发展 [J]. 生物技术通讯，2010，21（1）：139-144.

[2] 颜艳，徐晨彪，牛卫东. 原子力显微镜观察粪肠球菌的超微结构及生物膜的动态形成过程 [J]. 华西口腔医学杂志，2010，28（4）：447-449.

[3] 常乘，朱云平. 基于质谱的定量蛋白质组学策略和方法研究进展 [J]. 中国科学：生命科学，2015，45（5）：425-438.

[4] 钱小红. 定量蛋白质组学分析方法 [J]. 色谱，2013，31（8）：719-723.

[5] 徐长明，张纪阳，刘辉，等. 蛋白质组学质谱平台肽段可检测性预测研究进展 [J]. 分析化学，2010，38（2）：286-292.

[6] 甄艳，施季森. 质谱技术在蛋白质组学研究中的应用 [J]. 南京林业大学学报（自然科学版），2011，35（1）：103-108.

[7] 张莹，杨芃原，陆豪杰. 基于多级质谱的蛋白质组定量新方法新技术进展 [J]. 色谱，2013，31（6）：503-509.

[8] 覃慧婵，柳广南，苏红，等. iTRAQ 联合 LC-MS/MS 技术在肺腺癌血浆生物标志物筛选中的应用 [J]. 山东医药，2013，53（20）：32-35.

[9] 曾建斌. 西藏野生大麦低钾耐性机理研究 [D]. 杭州：浙江大学，2015.

[10] Lv L X, Yan R, Shi H Y, et al. Integrated transcriptomic and proteomic analysis of the bile stress response in probiotic *Lactobacillus salivarius*

LI01 [J]. Journal of Proteomics, 2017, 150216-150229.

[11] 黄愉淋, 付强, 黄德伦, 等. 利用 TMT 标记结合 2D LC-MS/MS 技术分析不同时期水牛睾丸曲精细管差异蛋白质组 [J]. 畜牧兽医学报, 2014, 45 (8): 1265-1273.

[12] Taguri T, Tanaka T, Kouno I. Antimicrobial activity of 10 different plant polyphenols against bacteria causing food-borne disease [J]. Biological & Pharmaceutical Bulletin, 2005, 27 (12): 1965-1969.

[13] Yuko S, Natsumi A, Yuka S, et al. Plant-derived polyphenols interact with Staphylococcal enterotoxin A and inhibit toxin activity [J]. PLoS One, 2016, 11 (6): e0157082.

[14] Isasa M, Rose C M, Elsasser S, et al. Multiplexed, proteome-wide protein expression profiling: Yeast deubiquitylating enzyme knockout strains [J]. Journal of Proteome Research, 2015, 14 (12): 5306.

[15] Perkins D N, Pappin D J, Creasy D M, et al. Probability-based protein identification by searching sequence databases using mass spectrometry data [J]. Electrophoresis, 1999, 20 (18): 3551-3567.

[16] Cooper B. The problem with peptide presumption and low Mascot scoring [J]. Journal of Proteome Research, 2011, 10 (10): 1432-1435.

[17] Käll L, Canterbury J D, Weston J, et al. Semi-supervised learning for peptide identification from shotgun proteomics datasets [J]. Nature Methods, 2007, 4 (11): 923.

[18] 李琦, 张兰威, 韩雪, 等. 破壁方法对嗜热链球菌 SP1.1 胞内乳糖代谢关键酶活性的影响及其条件优化 [J]. 食品科学, 2011, 32 (9): 183-187.

[19] 王若华. 生命的本源营养——核酸 [M]. 济南: 山东科学技术出版社, 2008, 16.

[20] 陈牧，刘锐，翁屹. 三羧酸循环的发现与启示 [J]. 医学与哲学，2012，33（1）：71-73.

[21] 于晓虹. 生物化学 [M]. 杭州：浙江大学出版社，2012，56-60.

[22] 彭苑霞. 大黄素对金黄色葡萄球菌抑制作用的蛋白质组学研究 [D]. 广州：广州中医药大学，2014.

[23] Deng H, Kong Y, Zhu J, et al. Proteomic analyses revealed the antibacterial mechanism of *Aronia melanocarpa* isolated anthocyanins against *Escherichia coli* O157：H7 [J]. Current Research in Food Science，2022，1559-1569.

[24] 周业丰. 基于蛋白组学技术的松属素对柑橘青霉抑菌机理研究 [D]. 武汉：华中农业大学，2016.

[25] 陈霞. 低浓度喹诺酮对嗜热链球菌生理特性及蛋白组表达的影响研究 [D]. 扬州：扬州大学，2015.

[26] 陈思. 乳酸乳球菌在果蔬冷藏逆境下的蛋白质组学研究 [D]. 杭州：浙江工商大学，2015.

第7章

石榴皮多酚的应用

7.1 在食品防腐保鲜领域的应用

石榴皮提取物含有丰富的生物活性物质,具有抑菌活性强、抑菌谱广等优点,可作为一种潜在的天然抑菌材料。近年来,关于石榴皮在食品防腐保鲜领域的应用研究日益增加。Kanatt 等[1] 研究发现,石榴皮提取物可以通过抑制脂质氧化和一些食品腐败菌的生长,从而延长冷藏鸡肉的货架期。董周永等[2] 研究发现,石榴皮提取物对冷却猪肉具有较好的保鲜作用,其中1%的提取物浓度的保鲜效果最好,优于500IU/g Nisin 及其他处理。Shan 等[3] 发现石榴皮乙醇提取物能在9d贮藏期内显著抑制奶酪中单增李斯特菌 ATCC BAA-839、金黄色葡萄球菌 ATCC 13565 和沙门菌 ATCC 13311 的生长,并抑制脂质氧化,具有成为天然食物防腐剂的潜力。Tayel 等[4] 发现石榴皮70%乙醇提取物对鼠伤寒沙门菌 ATCC 13311 和金黄色葡萄球菌 ATCC 700788 的 MIC 分别为 0.25、0.20mg/mL。牛排中加入石榴皮乙醇提取物，能显著抑制鼠伤寒沙门菌和金黄色葡萄球菌的生长，使用 2MIC 不仅抑菌效果好，而且能保持牛排理想的感官品质。Tayel 等[5]发现，在碎牛肉中加入石榴皮提取物能完全防止鼠伤寒沙门菌的生长，并在贮藏过程中保留牛肉的整体品质和感官特性。Hayrapetyan 等[6]在肉酱中接种 3.5lg(CFU/g) 单增李斯特菌，4℃培养 46d 后，添加 7.5％石榴皮提取物组的李斯特菌数增长至 5.0lg(CFU/g)，明显低于对照组 [9.2lg(CFU/g)]。Yuan 等[7]研究表明，壳聚糖涂膜与石榴皮提取物结合可以抑制太平洋白虾黑变病和颜色变化，并改善其感官质量、硬度和弹性，还可以抑制太平洋白虾的 pH 值、挥发性盐基氮含量和菌落总数的增加。

石榴皮提取物对于果蔬制品的防腐保鲜也有良好的效果。张立华等[8]用 1.25％壳聚糖和 1％石榴皮提取液制成复合可食性涂膜保鲜剂处理新鲜草莓，可明显延缓果实中抗坏血酸、可溶性固形物和可滴定酸的降解速度，减缓丙二醛的生成速度，降低水分损失，减少软化腐烂率，延长室温下草莓保鲜期 1~2d。石亚中等[9]研究发现，怀远石榴皮提取液对黄瓜具有良好的保鲜效果，1％石榴皮水提取液在黄瓜质量损失率、软化腐烂情况以及维生素 C 和丙二醛含量的变化方面均优于1.25%壳聚糖溶液和0.5%乳酸钙溶液。Li等[10]研究证明,石榴皮提取物处理对于控制柑橘类水果和甜樱桃的采后真菌腐烂是一种自然安全且有效的方法,使用1.2mg/mL石榴皮提取物处理柠檬,可完全预防人工接种的指状青霉和柑橘青霉导致的腐烂;在半商业条件下,使用2.4mg/mL石榴皮提取物处理后的柠檬总腐烂率降低73.5%,使Moreau和Giorgia甜樱桃的腐烂率分别降低28.0%、37.9%。Nair等[11]研究表明,富含石榴皮提取物的壳聚糖和藻酸盐涂膜可在冷藏条件下保持辣椒的整体品质,其不仅可以减轻样品在重量、硬度、颜色、抗坏血酸和总叶绿素含量方面的变化,还能抑制微生物的生长,保持较高的感官评分,10℃下将保存期限延长至25d。Rongai等[12]研究发现,石榴皮水提物对灰霉菌菌丝体的生长具有抑制作用,能延长草莓的货架期,通过计算化学方法证明了石榴皮中的主要成分安石榴苷与抗真菌药物两性霉素B具有相似的分子相互作用特性,可能与其形成孔状聚集体的能力有关。

7.2 在其他领域的应用

石榴皮提取物不仅在食品防腐保鲜领域具有广阔的应用前景,在医药、纺织、木材加工等领域也极具开发利用价值(图7-1)。Hayouni等[13]将5%石榴皮

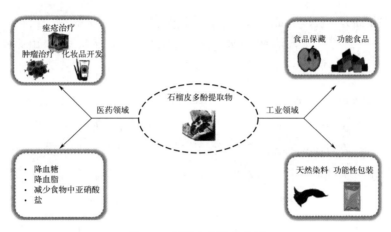

图 7-1 石榴皮多酚的应用

甲醇提取物软膏涂在豚鼠皮肤伤口上,连续治疗 12d,可明显促进伤口愈合;提取物对所测试的伤口病原菌,如铜绿假单胞菌 ATCC 9027、金黄色葡萄球菌 ATCC 25923、大肠埃希菌 ATCC 25922、肺炎克雷伯菌、鸭沙门菌、鼠伤寒沙门菌、肺炎链球菌、白色念珠菌、光滑念珠菌、红色毛癣菌和曲霉菌具有显著的抑菌作用。石榴皮是阿娜尔妇洁液的主要成分,用于治疗各种细菌性、霉菌性、滴虫性阴道炎。周华锋等[14]发现,采用苦参凝胶联合阿娜尔妇洁液治疗滴虫性阴道炎具有良好的治愈效果。

Ghaheh 等[15]发现石榴皮提取物染色的羊毛织物经洗涤和暴露于光照下不具有持久的抗菌活性,当使用金属盐作媒染剂时,即使洗涤 5 次或暴露于光照下

300min 后，仍保留较强的抗菌活性。Lee 等[16] 发现石榴皮水提取物染色的棉、丝绸和羊毛织物对金黄色葡萄球菌 ATCC6538 和肺炎克雷伯菌 ATCC 4352 具有出色的抗菌性能（抑菌率 99.9%）。洪浩月等[17] 发现石榴皮植物染料用于真丝染色时，织物有较好的耐皂洗和耐摩擦色牢度，对金黄色葡萄球菌和大肠杆菌有一定的抑制效果。

Lajnef 等[18] 研究表明，浸渍有石榴皮提取液的样品能够抵抗真菌的侵袭，提高木材的生物抗性，减少木材的重量损失，从而延长木材的耐久性。

参考文献

[1] Kanatt S R, Chander R, Sharma A. Antioxidant and antimicrobial activity of pomegranate peel extract improves the shelf life of chicken products [J]. International Journal of Food Science and Technology, 2010, 45 (2): 216-222.

[2] 董周永，刘兴华，杨东兴，等. 石榴果皮提取物对冷却猪肉的保鲜效果 [J]. 西北农业学报，2011, 20 (8): 48-52.

[3] Shan B, Cai Y Z, Brooks J D, et al. Potential application of spice and herb extracts as natural preservatives in cheese [J]. Journal of Medicinal Food, 2011, 14 (3): 284-290.

[4] Tayel A A, El-Tras W F, Moussa S H, et al. Surface decontamina-

tion and quality enhancement in meat steaks using plant extracts as natural biopreservatives [J]. Foodborne Pathogens and Disease, 2012, 9 (8): 755-761.

[5] Tayel A A, El-Tras W F. Plant extracts as potent biopreservatives for *Salmonella Typhimurium* control and quality enhancement in ground beef [J]. Journal of Food Safety, 2012, 32: 115-121.

[6] Hayrapetyan H, Hazeleger W C, Beumer R R. Inhibition of *Listeria monocytogenes* by pomegranate (*Punica granatum*) peel extract in meat paté at different temperatures [J]. Food Control, 2012, 23 (1): 66-72.

[7] Yuan Gao-feng, Lv Hua, Tang Wen-yan, et al. Effect of chitosan coating combined with pomegranate peel extract on the quality of Pacific white shrimp during iced storage [J]. Food Control, 2016, 59 (1): 818-823.

[8] 张立华, 张元湖, 曹慧, 等. 石榴皮提取液对草莓的保鲜效果 [J]. 农业工程学报, 2010, 26 (2): 361-365.

[9] 石亚中, 伍亚华, 许晖, 等. 怀远石榴皮提取液对黄瓜保鲜效果的影响 [J]. 食品工业科技, 2013, 34 (3): 335-338.

[10] Li Destri Nicosia M G, Pangallo S, Raphael G, et al. Control of postharvest fungal rots on citrus fruit and sweet cherries using a pomegranate peel extract [J]. Postharvest Biology and Technology, 2016, 114: 54-61.

[11] Nair M S, Saxena A, Kaur C. Characterization and antifungal activity of pomegranate peel extract and its use in polysaccharide-based edible coatings to extend the shelf-life of Capsicum (*Capsicum annuum* L.) [J]. Food and Bioprocess Technology, 2018, 11 (4): 1317-1327.

[12] Rongai D, Sabatini N, Pulcini P, et al. Effect of pomegranate peel ex-

tract on shelf life of strawberries: computational chemistry approaches to assess antifungal mechanisms involved [J]. Journal of Food Science and Technology, 2018, 55 (7): 2702-2711.

[13] Hayouni E A, Miled K, Boubaker S, et al. Hydroalcoholic extract based-ointment from *Punica granatum* L. peels with enhanced *in vivo* healing potential on dermal wounds [J]. Phytomedicine International Journal of Phytotherapy and Phytopharmacology, 2011, 18 (11): 976-984.

[14] 周华锋, 沈才宏. 苦参凝胶联合阿娜尔妇洁液治疗滴虫性阴道炎临床观察 [J]. 新中医, 2015, 47 (3): 154-155.

[15] Ghaheh F S, Nateri A S, Mortazayi S M, et al. The effect of mordant salts on antibacterial activity of wool fabric dyed with pomegranate and walnut shell extracts [J]. Coloration Technology, 2012, 128: 473-478.

[16] Lee Y H, Hwang E K, Baek Y M, et al. Deodorizing and antibacterial performance of cotton, silk and wool fabrics dyed with *Punica granatum* L. extracts [J]. Fibers and Polymers, 2013, 14 (9): 1445-1453.

[17] 洪浩月, 纪俊玲, 王东方. 石榴皮植物染料的提取及其在真丝上的预媒染工艺研究 [J]. 印染助剂, 2017, 34 (2): 47-52.

[18] Lajnef L, Caceres I, Trinsoutrot P, et al. Effect of *Punica granatum* peel and *Melia azedarach* bark extracts on durability of European beech and maritime pine [J]. European Journal of Wood and Wood Products, 2018, 76: 1725-1735.